Shashank Jain
Amitabh Kallury
Rajesh Kumar Balani

Sistema Damon

Shashank Jain
Amitabh Kallury
Rajesh Kumar Balani

Sistema Damon

Uma revolução nos brackets autoligáveis

ScienciaScripts

Imprint
Any brand names and product names mentioned in this book are subject to trademark, brand or patent protection and are trademarks or registered trademarks of their respective holders. The use of brand names, product names, common names, trade names, product descriptions etc. even without a particular marking in this work is in no way to be construed to mean that such names may be regarded as unrestricted in respect of trademark and brand protection legislation and could thus be used by anyone.

Cover image: www.ingimage.com

This book is a translation from the original published under ISBN 978-620-8-11690-3.

Publisher:
Sciencia Scripts
is a trademark of
Dodo Books Indian Ocean Ltd. and OmniScriptum S.R.L publishing group

120 High Road, East Finchley, London, N2 9ED, United Kingdom
Str. Armeneasca 28/1, office 1, Chisinau MD-2012, Republic of Moldova, Europe
Printed at: see last page
ISBN: 978-620-8-17449-1

Conteúdo

Introdução

Ao longo das últimas décadas, desenvolveram-se vários tipos de brackets com diferentes caraterísticas incorporadas, prescritas por Andrews, Roth, Burstone, Ricketts, Alexander, Bennet e McLaughlin. Os brackets foram também introduzidos em diferentes materiais, como aço inoxidável, crómio-cobalto, titânio, cerâmica, cerâmica com ranhuras metálicas e policarbonato.

Estes diferentes brackets tinham as suas próprias limitações. Em geral, elas podem ser resumidas em aumento do tempo de tratamento devido ao aumento do atrito entre o braquete e o fio, aumento do tempo de cadeira e aumento da demanda de ancoragem. Verificou-se que os braquetes convencionais causam lacerações nos tecidos moles devido às extremidades afiadas dos braquetes, bem como devido às extremidades dobradas das ligaduras. Existe a possibilidade de deglutição e quebra dos módulos. O aumento da largura mesiodistal dos braquetes diminui a distância interbraquetes, o que cria dificuldades no controlo dos movimentos tridimensionais dos dentes.[1]

Uma mudança revolucionária na história dos braquetes foi a introdução dos braquetes autoligáveis. O termo "braquete autoligado" (braquete SL) é usado para braquetes que incorporam um mecanismo de travamento (como um anel, mola ou mecanismo de porta) que mantém o fio no slot do braquete.[2] O conceito de braquetes autoligáveis não é novo, com os primeiros desenhos a remontarem aos anos 30, com a introdução do Russell Attachment pelo Dr. Jacob Stolzenberg. Desde 1970, tem havido um esforço constante para prever os brackets autoligáveis e foram introduzidos vários brackets como o Edgelok (Jim Wildman- 1971), Mobil-Lock (Frank Sander-1973), SPEED System (Herbert Hanson-1976), Ativa (Erwin Pletcher-1986), Time (Wolfgang Heiser-1995), Damon SL (Dwight Damon-1996), Twin-lock (Jim Wildman-1998), Damon System II (Dwight Damon- 1999) e In-Ovation (Michael C. Alpem).[3]

Como os aparelhos fixos comuns, um braquete autoligado consiste de uma base de braquete e um corpo contendo ranhuras e asas de amarração. A diferença entre os braquetes convencionais e os autoligados está na forma como o fio é encaixado na ranhura. No caso dos braquetes autoligáveis, o próprio braquete contém um clip ou outro mecanismo, que é utilizado em vez de ligaduras elásticas ou metálicas. Assim como os braquetes convencionais, os braquetes autoligáveis têm apenas uma função: são a junção entre o elemento que gera a força (fio ou auxiliar) e o dente - portanto, são apenas um meio para um fim. O uso de braquetes autoligáveis deu origem a várias filosofias de tratamento, que se acredita oferecerem vantagens significativas em relação à ligadura comum. No entanto, é importante lembrar que o dente não está ciente de como a força está sendo aplicada a ele - seja por autoligadura ou ligadura comum. Alguns desafios que se aplicam aos braquetes tradicionais também se aplicam aos braquetes autoligáveis: o ajuste da base do braquete ao dente, a precisão do encaixe do fio, etc. Existem poucas diferenças entre a autoligadura e a ligadura comum, pois o método de produção dos dois sistemas é idêntico.[4]

Os braquetes autoligáveis são supostamente vantajosos na medida em que proporcionam um maior conforto ao paciente, reduzem a fricção entre o braquete e o fio, encurtam o tempo de tratamento e reduzem o tempo de cadeira. Oferecem um controlo mais preciso da translação do dente, uma menor necessidade de ancoragem global, um alinhamento rápido e um fecho mais seguro do espaço. Há uma menor incidência de lacerações dos tecidos moles, uma melhor higiene oral, menor probabilidade de risco de infeção cruzada e melhor estética.[5]

CAPÍTULO 1

Revisão da literatura

1. **Jacob Stolzenberg (1935)**6 descreveu a vantagem da fixação Russell, o primeiro braquete autoligado.

- Permite a remoção e inserção simples do aparelho.
- A ranhura pode ser utilizada para fio redondo até 0,022 polegadas, ou fio plano até 0,022x0,028 polegadas.
- Uma simples rotação da chave permite a fixação ou a libertação do fio através da manipulação da porca roscada.
- Não é incómodo.
- Tem um papel no centro vertical para ligaduras.
- Pode ser utilizado para o movimento universal dos dentes.

2. **Herbst Hanson (1980)**7 descreve os vários componentes do braquete SPEED original: corpo do braquete, grampo de mola e bases de ligação de malha de alumínio especialmente moldadas. SPEED significa "spring-loaded, precision, edgewise, energy, & delivery". De acordo com Hanson, o bracket SPEED pode poupar até 5 minutos/troca de arcada e permite um elevado grau de precisão no controlo tridimensional do movimento dentário, que é bem adequado para a mecânica de deslizamento e que tem a capacidade de armazenar grandes quantidades de energia para libertar a um ritmo lento.
3. **Drescher et al (1989)**[8] estudaram o efeito do material do fio, tamanho do fio, largura do braquete e resistência biológica na magnitude do atrito. Os seguintes fatores foram encontrados para afetar o atrito na interface braquete-arco em ordem decrescente - resistência biológica, rugosidade da superfície do fio, tamanho do fio, largura do braquete e propriedades elásticas. Concluíram que a força efectiva tem de aumentar duas vezes para ultrapassar o atrito utilizando aço inoxidável e um aumento de seis vezes para ultrapassar o atrito com titânio beta.
4. **Rolf Maijer & Dennis C Smith (1990)**[9] mediram o tempo clínico necessário para a troca do fio nos sistemas de braquetes autoligáveis e convencionais. Eles descobriram que um ortodontista experiente levava mais que o triplo do tempo necessário para remover e amarrar uma arcada completa, em comparação com o aparelho autoligado.
5. **Jeffrey L Berger (1990)**[10] realizou um estudo para comparar o nível de força necessário para mover quatro arcos distintos numa distância semelhante através de quatro sistemas de braquetes convencionais e do braquete SPEED. Os resultados demonstraram uma redução altamente significativa no nível de força necessário para mover cada um dos quatro fios a uma distância padrão através do braquete autoligado SPEED, quando comparado com os sistemas de braquetes convencionais elastoméricos e com ligadura de aço. O nível mais baixo da força aplicada sugere um sistema quase sem atrito.
6. **Jeffrey L Berger (1994)**[11] descreveu uma alternativa económica à substituição do grampo de mola do suporte SPEED, no caso de o grampo de mola estar deformado. Foi descrito um procedimento de cinco passos através do qual o grampo de mola pode ser substituído por um novo.
7. **Shivapuja e Berger (1994)**[4] realizaram um estudo para avaliar e comparar o bracket autoligado e o bracket convencional, tanto do ponto de vista invitro como através de medições clínicas e observações subjectivas. Foi constatado que os braquetes sem ligadura atendem a duas importantes preocupações. Os autores verificaram uma diminuição da resistência à

fricção, bem como uma diminuição do tempo de remoção e inserção do fio. Eles concluíram que os sistemas de braquetes autoligáveis são vantajosos, pois ajudam a manter a cavidade oral limpa, ao contrário dos braquetes convencionais, e eliminam qualquer chance de laceração dos tecidos moles, tanto para o paciente quanto para o ortodontista.

8. **Sims, Waters, & Birnie (1994)**[12] testaram o atrito em três braquetes, nomeadamente Ativa, Minitwin, & braquetes edgewise standard, utilizando um fio retangular de 0.018x0.025 polegadas. Os resultados mostraram que os braquetes Ativa produziram consistentemente menos atrito do que os outros braquetes amarrados convencionalmente. Os braquetes Minitwin foram ligeiramente mais resistentes ao movimento do que os braquetes standard durante o torque, mas o inverso foi encontrado quando a ponta foi aplicada. O aumento da ponta e do binário produziu um aumento quase linear do atrito para todos os suportes, embora o aumento da ponta tenha tido um efeito mais profundo no atrito, particularmente nos suportes Ativa.

9. **Jeffrey L Berger (1994)**[13] descreveu os melhoramentos efectuados na conceção do aparelho SPEED desde a sua introdução em 1975.

10. **Nigel e Keith (1995)**[14] estudaram o atrito em braquetes padrão pré-ajustados de aço inoxidável, braquetes Ativa e braquetes SPEED em combinação com cinco tamanhos diferentes de fios. Verificaram que os brackets Ativa produziram o menor atrito para todos os fios testados. Os brackets SPEED com fios redondos mostraram pouca força de fricção, enquanto os fios rectangulares deram origem a forças mais elevadas. Diferentes métodos de ligadura foram comparados quanto ao seu efeito na fricção estática. A ligadura com ligaduras soltas ou módulos esticados reduziu as forças de fricção em brackets standard de fio reto, sendo a redução maior para os fios redondos.

11. **Harradine & Birnie (1996)**[15] discutiram as vantagens e desvantagens dos braquetes autoligáveis Ativa no que respeita às forças de fricção entre os fios e estes braquetes. As principais vantagens clínicas resultam da combinação invulgar de um atrito muito baixo e de um excelente controlo do encaixe do fio.

De acordo com os autores, os potenciais benefícios são o alinhamento rápido de dentes muito irregulares, a menor necessidade de ancoragem e a facilitação da mecânica de deslizamento. Vários problemas surgem da falta de familiaridade com um bracket sem asas de ancoragem, mas a desvantagem mais significativa que encontraram foi a taxa de falha de ligação que foi maior do que com brackets convencionais do mesmo fabricante.

12. **John C Voudouris (1997)**[16] conduziu uma investigação clínica invitro e in vivo na qual comparou três braquetes edgewise gémeos interactivos com três braquetes gémeos convencionais. Chegou à conclusão de que houve uma redução significativa na resistência ao atrito em todos os três braquetes edgewise duplos interactivos. Isso se deveu principalmente ao menor coeficiente de atrito e a uma força de assentamento reduzida contra o fio. Este atrito reduzido produziu pequenas deflexões do fio entre braquetes, ideal para correcções de rotação precisas sem sobrecarregar a ancoragem. Ele encontrou uma redução significativa no tempo necessário para mudanças de arco, melhorando a gestão do tempo clínico. Uma vez que é uma técnica sem ligaduras, ajudou a melhorar a higiene dos brackets, ao contrário das ligaduras convencionais que retêm a placa bacteriana. No caso de ser necessário um aumento seletivo da fricção, os gémeos interactivos podem ser utilizados como gémeos convencionais.

13. **John C Voudouris (1997)**[17] descreveu sete princípios de aplicação clínica relativamente aos brackets gémeos interactivos, todos eles demonstrando a eficiência temporal destes brackets.

a. Fluxo do arco - descreve a mecânica de fluxo do braquete interativo junto com o arco e a deriva distal do próprio arco inicial. De acordo com essa mecânica, a distalização do canino pode ser alcançada usando uma leve força de retração do gancho do braquete cúspide sozinho, ou para os ganchos do arco anterior. Os gémeos interactivos também produzem um fluxo distal mais livre, tornando a auto-rotação inicial menos restrita e a deriva distal dos dentes mais eficiente. Diz-se que o arco de movimento distal tem um "efeito roda d'água".

b. Acculock- O braço de precisão bloqueia com precisão o fio dentro da ranhura do bracket twin interativo, ao contrário da ligadura convencional em que as ligaduras metálicas ou os elastómeros esticados podem fazer com que um fio deslocado apanhe os bordos labiais da ranhura, comprometendo o controlo do movimento dentário.

c. Autoseat - O assentamento automático do fio ao longo da base da ranhura é responsável por uma força contínua leve que ajuda no tratamento.

d. Flexibilidade do arco - A baixa fricção do braço de precisão em aço inoxidável, resiliente e flexível, é responsável pela redução das deflexões do fio entre braquetes, o que ajuda a efetuar movimentos dentários tridimensionais mais precisos. O corpo largo do braquete duplo ajuda ainda mais na correção da rotação, produzindo movimentos de rotação eficazes.

e. Conservação da ancoragem - A baixa fricção dos brackets duplos interactivos permite a aplicação de forças leves e consistentes para uma mecânica de fluxo eficiente, o que, por sua vez, reduz a perda de ancoragem posterior.

f. Asepsia - O braço de precisão está integrado no corpo do bracket, contribuindo assim para a prevenção da descoloração do esmalte e da inflamação gengival.

g. Adaptação - Este princípio relaciona-se tanto com o acabamento ortodôntico como com a dinâmica da equipa. No acabamento, os elásticos verticais sobre as asas de amarração abertas trabalharão com os gémeos interactivos precisos e de baixa fricção para proporcionar uma excelente adaptação dentária e uma interdigitação oclusal ideal.

Os autores concluíram, assim, que os gémeos interactivos demonstraram uma melhoria significativa na eficácia clínica e na eficiência temporal em comparação com os brackets gémeos convencionais. Também se verificou que melhoram a higiene oral e o conforto do paciente. Neste estudo, Kapur et al (1998) compararam a força de fricção cinética utilizando 20 brackets Damon SL com um número igual de brackets Mini-twin, utilizando fios de aço inoxidável de 0,018 "x0,025" e 0,019 "x0,025". Os resultados mostraram forças de fricção cinética significativamente mais baixas para o braquete Damon SL do que para o braquete Mini-twin com ambos os fios. O autor afirmou que a razão para a diminuição do atrito pode ser o facto de os fios ficarem passivos na ranhura, reduzindo a componente normal da força. Embora ambos os suportes sejam fabricados em aço inoxidável 17-4 PH, o suporte Damon SL é fabricado por moldagem por injeção de metal, enquanto o Mini-Twin é fabricado por fundição de investimento. Por isso, o suporte Damon SL tem um pormenor de superfície mais suave.

14. Pizzoni et al. (1998)[18] investigaram o atrito de braquetes autoligáveis e fios de titânio beta em comparação com configurações convencionais. Os resultados mostraram que os fios redondos tinham um atrito mais baixo do que os fios rectangulares, os fios de titânio beta tinham um atrito nitidamente mais elevado do que os fios de aço inoxidável e o atrito aumentava com as angulações para todas as combinações de braquetes/fios. Os braquetes autoligáveis apresentaram um atrito nitidamente mais baixo do que os braquetes convencionais em todas as angulações, e os braquetes autoligáveis, fechados pela tampa de um desenho convencional, apresentaram um atrito significativamente mais baixo do que os braquetes autoligáveis fechados com uma mola.

15. Damon (1998)[19] descreveu as várias vantagens do braquete autoligável Damon. Segundo ele, o movimento dos dentes é mais rápido, o que leva a uma redução do tempo total de tratamento e a um controlo mais preciso do movimento dos dentes, melhorando assim a qualidade do tratamento e do acabamento. O número de visitas ao consultório dentário, bem como o tempo de consulta, também é bastante reduzido, melhorando assim a eficiência e a rentabilidade da clínica. Tudo isto se deve, segundo ele, à redução da fricção.

16. Susan Thomas et al (1998)[20] no seu estudo revelou que os braquetes Damon demonstraram o menor atrito para todas as dimensões dos fios testados, seguidos pelo braquete Time. Os brackets 'A' Company Standard Twin produziram o maior atrito com todas as dimensões de fio testadas, seguidos pelo bracket Tip-Edge. Com todos os brackets, os fios de níquel-titânio de 0,016 "x0,022" produziram uma maior resistência à fricção do que os fios de aço inoxidável de 0,016 "x0,022". Os resultados indicaram que os braquetes autoligáveis produziram menos resistência à fricção do que os braquetes pré-ajustados com elastómero.

17. Brian Loftus et al (1999)[21] avaliaram o atrito em braquetes convencionais de aço inoxidável, cerâmica convencional, cerâmica com inserção de aço inoxidável e braquetes Damon SL. Os resultados mostraram que as forças de fricção com autoligáveis, braquetes convencionais de aço inoxidável e braquetes de cerâmica com inserções de aço inoxidável eram semelhantes. Os autores sugeriram que os braquetes autoligáveis, na maioria dos estudos, apresentavam atrito reduzido, o que se deve ao facto de o encaixe total do fio ser inerente a estes braquetes, reduzindo assim o potencial para movimentos dentários indesejados. Sugeriram que a diferença nos resultados reflectia a diferença no erro do método devido à montagem imprecisa dos modelos na máquina de testes e também que outros estudos não reflectiam com precisão a situação clínica.

18. Hanson (1999)[22] descreveu vários usos clínicos do aparelho SPEED. Os tubos auxiliares permitem a fixação de ganchos elásticos tanto pela mesial quanto pela distal. Ele afirmou que é possível atingir vários objectivos em simultâneo, como a aplicação de um torque radicular labial aos caninos enquanto se intruduzem os incisivos.

A rosca elastomérica pode ser inserida na ranhura auxiliar depois de ser inserida na abertura da mola de um suporte aberto.

19. Jeff Berger (2000)[23] descreveu vários braquetes autoligáveis, começando com o "The Russell Attachment" do Dr. Jacob Stolzenberg no início da década de 1930. Esse braquete tinha um parafuso de cabeça chata encaixado confortavelmente em uma abertura circular rosqueada na face do braquete. O afrouxamento do parafuso permitia a translação do corpo com um fio redondo, enquanto o aperto facilitava o torque da raiz com um fio retangular ou quadrado.

20. Thorstenson e Kusy (2002)[24] investigaram a resistência ao deslizamento de três diferentes braquetes autoligáveis com lâminas passivas e três com grampos activos. A resistência ao deslizamento acima e abaixo dos ângulos de contacto críticos para cada combinação foi determinada nos estados seco e húmido para angulações de segunda ordem. Os autores verificaram que, quando a angulação de segunda ordem era inferior ao ângulo crítico (região passiva), a resistência ao deslizamento dos braquetes autoligáveis passivos era insignificante, independentemente do estado da saliva, ao passo que, para os braquetes autoligáveis activos, os valores da resistência ao deslizamento aproximavam-se de 12-47 cN no estado seco e de 22-54 cN no estado húmido. Para as angulações de segunda ordem maiores que o ângulo crítico, houve ligação elástica, que contribuiu para a resistência ao deslizamento, que foi diretamente proporcional ao grau de angulação.

21. Alde et al (2002)[25] descreveram as aplicações dos braquetes autoligáveis linguais. Estes podem ser colados diretamente nas superfícies linguais dos dentes. Com este bracket, apenas são possíveis movimentos de ordem 1st e 2nd , uma vez que os brackets não têm ranhuras. Existem quatro tipos de braquetes Philippe - um gémeo médio padrão, um braquete estreito de asa única para incisivos inferiores, um gémeo grande e um braquete de três asas para fixação de elásticos intermaxilares e aplicação de movimentos simples de 3rd ordem.

22. Vittorio et al (2003)[26] compararam o nível de resistência ao atrito gerado entre o braquete autoligado de aço inoxidável (Damon SL II), o braquete autoligado de policarbonato (Oyster) e o aço inoxidável convencional (Victory Series) com três diferentes ligas de fios. Os autores concluíram que o Damon SL II produzia menos resistências de fricção estática e dinâmica do que os braquetes Oyster e Victory. A razão que sugeriu é que a tampa autoligada não pressiona contra o fio e, quando a tampa está fechada, a ranhura é convertida num tubo.

23. Turnbull e DJ Birnie (2007)[27] avaliaram a velocidade relativa das trocas de fios, comparando braquetes autoligáveis com os métodos convencionais de ligadura elastomérica, e avaliaram isso em relação ao estágio do tratamento ortodôntico representado por diferentes tamanhos e tipos de fios. Métodos: O tempo necessário para remover e ligar os fios de 131 pacientes consecutivos tratados com braquetes autoligáveis ou convencionais foi avaliado prospectivamente. A principal medida de resultado foi o tempo para remover ou colocar ligaduras elastoméricas ou abrir/fechar braquetes autoligáveis para 2 grupos de pacientes com aparelhos fixos: Damon 2 e um braquete convencional mini-twin. Os efeitos relativos de vários tamanhos de fio e materiais nos tempos de ligadura foram investigados. Verificaram que os brackets D2 SL tinham tempos médios de ligadura de fio significativamente mais rápidos, tanto para colocar como para remover fios, em comparação com o sistema Orthos convencional. A ligação dos fios foi duas vezes mais rápida com o sistema D2. A poupança média de tempo foi de quase 1,5 minutos de atividade clínica por contacto com o paciente. Em termos de tempo clínico, os brackets SL são mais eficientes para a maioria dos tamanhos de fio e, portanto, na maioria das fases da ortodontia
tratamento. No entanto, a melhoria no tempo de ligadura tornou-se mais acentuada e estatisticamente significativa para os tamanhos maiores de fio usados mais tarde no tratamento. Portanto, tanto o tipo de braquete quanto o tamanho do fio parecem ser preditores significativos para a velocidade de ligadura e tempo de cadeira.

24. Scott et al (2008)[28] distribuíram aleatoriamente 62 indivíduos por sistemas de brackets ortodônticos autoligáveis e convencionais. O objetivo era comparar a eficiência do alinhamento dos brackets Damon3 e dos sistemas de brackets convencionais Synthesis para tratar pacientes com 5 a 12 mm de irregularidade dos incisivos inferiores num protocolo que incluía a extração dos primeiros pré-molares. As suas conclusões mostraram que os brackets autoligáveis activos pareciam não oferecer vantagens mensuráveis no tempo de tratamento, número de visitas e tempo gasto no alinhamento inicial em relação ao sistema de brackets convencional utilizado. Os braquetes autoligáveis Damon3 não foram mais eficientes do que os braquetes pré-ajustados convencionais para alcançar o alinhamento dentário.

25. Pellegrini et al (2009)[29] da Universidade de Oregon, apresentou recentemente os resultados de um estudo concebido para enumerar e comparar as bactérias da placa bacteriana em torno de 2 tipos de braquetes, os autoligáveis e os convencionais com braquetes elastoméricos, durante um período de 5 semanas de tratamento. Utilizaram um desenho de boca dividida e bioluminescência de trifosfato de adenosina para quantificar a carga bacteriana durante o tratamento ortodôntico. Os seus resultados indicam que os aparelhos autoligáveis promovem uma menor retenção de bactérias, incluindo estreptococos, em comparação com os aparelhos que dependem de ligaduras elastoméricas.

Antecedentes históricos

No contexto da atual popularidade da autoligadura e da infinidade de tipos de braquetes autoligáveis, é útil rever as origens e motivações para o desenvolvimento dessa forma de ligadura. A grande maioria dos aparelhos ortodônticos fixos armazena as forças de movimentação dentária nos fios do arco, que são deformados dentro do seu limite elástico. Para que essa força seja transmitida ao dente, os fios precisam de uma forma de conexão com o braquete que, por sua vez, é fixado ao dente. Durante muitos anos, esta ligação foi designada por "ligadura", uma vez que as primeiras formas de ligação eram mais frequentemente um tipo de ligadura, por exemplo, ligaduras de seda. As formas mais recentes de ligação entre o bracket e o fio do arco mantiveram o título de ligadura.[30]

a) **Ligaduras de aço inoxidável:** Quando o aço inoxidável ficou disponível, foi universalmente adotado como método de ligadura. As ligaduras de aço inoxidável têm várias qualidades inerentes benéficas. São baratas, robustas, e essencialmente livres de deformação e degradação, e até certo ponto podem ser aplicadas de forma apertada ou solta ao fio da arcada. Elas também permitem a ligadura do fio do arco a uma distância do braquete. Esta ligadura à distância é particularmente útil se o aparelho tende a empregar forças elevadas dos fios do arco, porque esta força elevada impede o encaixe sensato do fio do arco completo em dentes significativamente irregulares. As ligaduras de fio têm desvantagens substanciais, e a mais imediatamente aparente delas é o tempo necessário para colocar e remover as ligaduras. Um estudo típico descobriu que eram necessários 11 minutos adicionais para remover e substituir dois fios da arcada se fossem utilizadas ligaduras de fio em vez de ligaduras elastoméricas. Outros riscos potenciais incluem os decorrentes de feridas de punção nas extremidades das ligaduras e traumas na mucosa dos pacientes se a extremidade da ligadura se deslocar.[31]

b) **Ligaduras elastoméricas:** As ligaduras elastoméricas ficaram disponíveis no final da década de 1960 e rapidamente se tornaram o meio mais comum de ligadura, quase inteiramente devido ao tempo muito reduzido necessário para as colocar e remover, quando comparadas com as ligaduras de fio de aço. Também era mais fácil aprender as competências necessárias para colocar estas ligaduras, pelo que os novos clínicos e o pessoal preferiam muito as ligaduras elastoméricas. Inicialmente, estas bandas elásticas eram feitas de borracha natural, mas a produção de correntes e ligaduras elastoméricas seguiu-se à capacidade de produzir elásticos sintéticos a partir de poliéster ou poliéter uretano. Os elastómeros falham frequentemente em engatar completamente um fio de arco quando se pretende um engate completo. Tipicamente, as cadeias e ligaduras elastoméricas sofrem uma degradação da força superior a 50% nas primeiras 24 horas quando testadas em ambientes experimentais in vitro. A temperatura mais elevada na boca, a atividade enzimática e a absorção de lípidos pelos poliuretanos são todos citados como fontes in vivo de relaxamento da força. Isto leva ao bem conhecido potencial para as ligaduras elastoméricas não atingirem ou manterem o encaixe total do fio do arco na ranhura do bracket.[32]

c) **Pinos Begg**: Na década de 1950, Raymond Begg, um antigo aluno de Edward Angle, desenvolveu a sua técnica de arcos leves utilizando os braquetes de arco de fita de Angle com arcos de fio redondo. Uma caraterística fundamental da técnica era a utilização de pinos de latão como método de ligadura.[33]

CAPÍTULO 2

LIMITAÇÕES DA LIGADURA CONVENCIONAL:

- A incapacidade de fornecer e manter o encaixe completo do fio da arcada resulta num fraco controlo do movimento dentário.
- Os valores de fricção são aumentados.
- No caso do elastómero, a força diminui e, por conseguinte, o controlo dos dentes não é o ideal.
- Por vezes, tanto as ligaduras de fio como as de elastómero ficam deslocadas.
- A higiene oral é potencialmente dificultada.
- A ligadura com fio é um procedimento clínico que consome muito tempo.

São comuns os exemplos das deficiências da ligadura convencional do arco com fio, mas os clínicos habituaram-se a tolerar essas deficiências. A autoligadura oferece a oportunidade de melhorias significativas.

d) **Auto-ligação**: Os braquetes autoligáveis, por definição, não requerem uma ligadura elástica ou de fio, mas têm um mecanismo embutido que pode ser aberto e fechado para prender o fio do arco. Na esmagadora maioria dos desenhos, este mecanismo é uma forma de face labial metálica para a ranhura do bracket que é aberta e fechada com um instrumento ou com a ponta do dedo. Os braquetes desse tipo existem há um tempo surpreendentemente longo na Ortodontia - o braquete Russell Lock edgewise foi descrito por Stolzenberg em 1935. Este era, para os padrões actuais, um mecanismo muito primitivo que consistia num parafuso labial para reter o fio da arcada. Desde então, muitos projetos foram patenteados, embora apenas uma minoria deles tenha se tornado comercialmente disponível.[34]

Os brackets ortodônticos autoligáveis têm uma história relativamente longa, mas o seu desenvolvimento deve ser visto no contexto de uma utilização quase universal de ligaduras elastoméricas, apesar das vantagens conhecidas das ligaduras de fio e, num contexto diferente, dos pinos de Begg em latão. A ligadura elastomérica proporciona um controlo não fiável do fio da arcada, uma elevada fricção e talvez um desafio adicional em termos de higiene oral. A ligadura com fio é melhor em todos os aspectos, mas é muito lenta, altamente inconsistente na sua aplicação de força e as extremidades do fio podem causar trauma ao paciente e ao operador. Os ortodontistas acomodaram-se a estas deficiências durante várias décadas. A autoligadura sempre ofereceu o potencial para melhorias muito substanciais em relação a todos estes inconvenientes, mas durante muitos anos permaneceu a escolha de uma pequena minoria de clínicos.[35]

Um braquete autoligado ideal deve ter as seguintes caraterísticas

- Curvatura anatomicamente adequada da base do braquete, incluindo retenção e rebaixamento.
- Marcação dos eixos vertical e horizontal.
- Um layout corretamente concebido para um bom posicionamento dos suportes.
- O bracket deve ser identificável para cada dente individualmente (código de cores ou gravação a laser).
- Devem estar disponíveis ganchos para a aplicação de elásticos.
- Dimensões exactas das ranhuras (0,018 ou 0,022).
- Mecanismo autoligado robusto.
- Anéis de fixação duplos para prender correntes elásticas ou módulos elásticos.
- Ranhuras auxiliares adicionais

Propriedades da auto-ligação

1. Ser seguro e robusto,
2. Assegurar o encaixe total do fio do arco no bracket,
3. Apresentam baixa fricção entre o bracket e o fio do arco,
4. Ser rápido e fácil de utilizar,
5. Permite a fixação fácil de uma corrente elástica,
6. Ajudar a uma boa higiene oral, e
7. Ser confortável para o doente.

Antes de analisar os braquetes autoligáveis em relação a esta lista, é instrutivo considerar o desempenho do fio convencional e das ligaduras elastoméricas em relação a estes requisitos.

1. <u>Ligadura segura e robusta:</u>

É altamente desejável que, uma vez ligado, o sistema seja muito resistente à perda inadvertida da ligação. As ligaduras de fio são boas neste aspeto, enquanto as ligaduras de elastómero são muito menos boas, especialmente se forem deixadas durante muito tempo sem serem renovadas. A deterioração da força do elastómero está bem documentada.[36]

2. <u>Engate total do suporte:</u>

É uma grande vantagem se o fio do arco puder ser totalmente encaixado no slot do braquete e mantido lá com certeza. As ligaduras de fio não se esticam ao ponto de perderem o encaixe, uma vez alcançado na ligadura, pelo que podem satisfazer este requisito. Os elastómeros são piores, uma vez que podem frequentemente exercer uma força insuficiente para encaixar completamente. Mesmo um fio flexível e a subsequente degradação do seu desempenho elástico podem causar uma perda significativa do engate total à medida que o elastómero se estica.

3. <u>Baixo atrito:</u>

As ligaduras de fio produzem forças de fricção substancialmente mais baixas do que as elastoméricas. No entanto, as forças geradas pela ligadura com fio ainda atingem níveis altos e muito variáveis em relação aos níveis de força que são considerados ideais para a movimentação dentária. Talvez seja útil, nesse momento, resumir o porquê de se considerar que baixos níveis de atrito melhoram a movimentação dentária ortodôntica.[18] A maioria dos movimentos dentários, com a maioria dos procedimentos mecânicos, envolve movimento relativo entre o fio do arco e o braquete. Esses movimentos incluem nivelamento, alinhamento vestibulolingual, rotação, correção de angulação, abertura de espaço e qualquer fechamento de espaço com mecânica de deslizamento. O atrito entre o braquete e o fio do arco é uma força que deve ser superada antes que as forças de movimentação dentária pretendidas possam ter seu efeito e este movimento relativo entre o braquete e o fio do arco possa ocorrer. As forças de fricção resultantes do método de ligadura constituem uma resistência adicional a este movimento relativo. Portanto, forças correspondentemente maiores devem ser aplicadas e isso tem dois efeitos potenciais relacionados que inibem o movimento dentário. Em primeiro lugar, a força líquida efetiva é muito mais difícil de avaliar e é mais provável que seja indesejavelmente maior do que os níveis de força mais adequados para criar a resposta biológica ideal. Em segundo lugar, as forças de ligação são maiores tanto entre o braquete e o fio como também nos contactos entre dentes adjacentes irregulares. Essas forças de ligação também inibem o movimento relativo necessário. Certos movimentos dentários, como o fechamento de espaço com alças de fechamento colocadas no espaço, expansão de uma arcada bem alinhada e mudanças de torque (inclinação) não são facilitados pelo método de atrito da ligadura do arco.

4. Rápido e fácil de utilizar:

O uso de ligaduras de fio acrescentou quase 12 minutos ao tempo necessário para remover e substituir dois fios de arco. Esta é a principal razão para a diminuição do uso de ligaduras de fio.[37]

5. Fixação fácil da corrente elástica:

Os braquetes convencionais possuem asas de amarração, que são muito convenientes para a fixação da corrente elástica. Alguns braquetes autoligáveis dispensaram as asas de amarração. Isto é menos conveniente para a fixação da corrente elástica.

6. Manutenção de uma higiene oral óptima:

A opinião predominante é que os elastómeros acumulam mais placa bacteriana do que as ligaduras de fio e existem algumas evidências que apoiam este facto. Existe também alguma evidência de que a utilização de ligaduras de fio reduz a hemorragia na sondagem do sulco gengival quando comparada com as ligaduras elastoméricas. No entanto, um estudo de microscopia eletrónica de varrimento não encontrou qualquer diferença nos morfotipos bacterianos quando se utilizaram ligaduras elastoméricas ou de aço.

7. Confortável para o paciente:

Os elastómeros são bons neste aspeto, mas as ligaduras de fio requerem uma colocação cuidadosa das extremidades para evitar traumas nos tecidos moles e, mesmo assim, podem ocasionalmente ser deslocadas entre consultas e causar desconforto ao doente.

Factores que têm dificultado a adoção da autoligação

Um braquete autoligado ideal deve proporcionar uma ligadura rápida e segura e oferecer baixa resistência ao movimento do dente em relação ao fio do arco, mas, além disso, esse braquete deve

- Ser muito fácil de abrir e fechar com forças reduzidas aplicadas aos dentes durante estes procedimentos e com todos os tamanhos e materiais de arcos.
- Nunca abrir inadvertidamente, permitindo a perda de controlo dos dentes.
- Possuir um mecanismo de ligação que nunca encrave, parta, distorça ou altere o seu desempenho durante o período de tratamento.
- Ter uma posição de clipe/deslizamento positivamente mantida aberta de modo a que o clipe ou o deslizamento não obstrua a visão da ranhura do bracket ou a colocação efectiva do fio do arco.
- Ser tolerante a um excesso razoável de material compósito sem obstruir o mecanismo de grampo/deslizador Permitir a fácil colocação e remoção de todos os componentes auxiliares habituais de um aparelho, tais como corrente elastomérica, ligaduras por baixo do tirante e ligaduras para trás sem interferir com o grampo/deslizador autoligável.
- Permitir a fácil colocação e remoção de ganchos/posts e possivelmente outros auxiliares nos braquetes. Com a segurança da autoligadura, a utilização de elásticos ou outros meios de tração diretamente num bracket é muito mais frequentemente apropriada do que com a ligadura convencional.
- Possuem uma dimensão mesiodistal adequadamente estreita para tirar partido do encaixe seguro do fio do arco e permitir grandes intervalos entre brackets e, consequentemente, níveis de força mais baixos e um maior raio de ação.
- Têm o desempenho esperado de todos os brackets ortodônticos em termos de resistência de ligação e suavidade de contorno.

CAPÍTULO 3

Sistema ativo vs passivo

As filosofias e a conceção utilizadas no mecanismo de bloqueio dividem os sistemas em duas categorias principais - activos e passivos (Fig. 1).

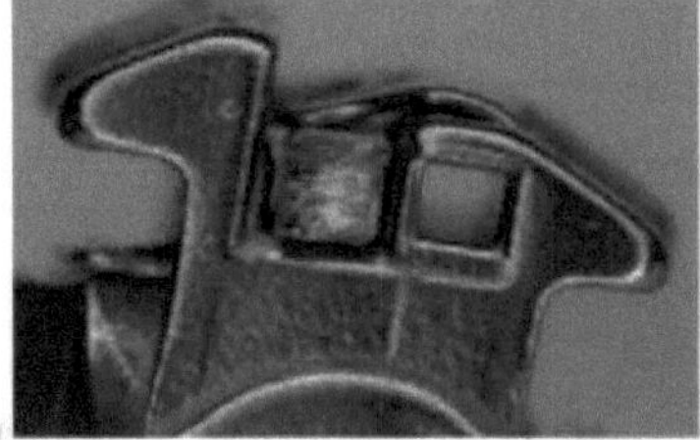

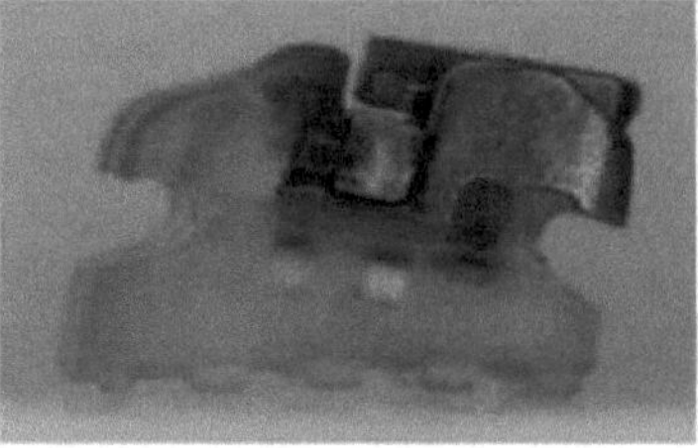

Fig. 1. (a) Sistema ativo: os fios com dimensões específicas são pressionados ativamente no slot do braquete por um clip. (b) Sistema passivo: a ranhura é coberta com uma tampa ou um cursor, que é rígido e não exerce forças activas sobre o fio

Sistemas activos: O clip ativo é fabricado em cobalto-cromo ou níquel-titânio. Pode forçar o fio para dentro da ranhura do bracket de uma forma semelhante a uma mola, o que já ocorre com clips totalmente activos em tamanhos de fio relativamente pequenos. Alguns fabricantes comercializam os seus clips como semi-activos ou interactivos. Nestes casos, o clip torna-se ativo apenas quando o fio atinge um determinado tamanho. Antes disso, não há contacto ativo entre o fio e o clip[38] (Fig. 2).

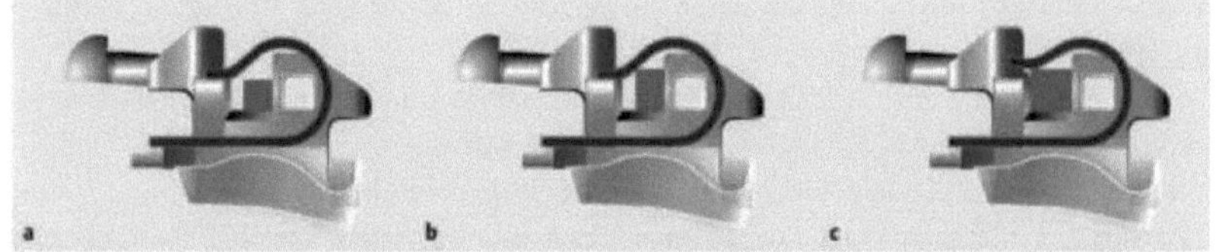

Fig. 2. O princípio de funcionamento de um clip ativo durante a inserção de fios de várias dimensões: 0,016 x 0,022 (a), 0,017 x 0,025 (b), e 0,021 x 0,025 (c). O clipe só fica ativo quando são utilizados arcos maiores, que preenchem a ranhura.

Sistemas passivos: Num sistema passivo, uma tampa rígida ou um mecanismo de bloqueio semelhante a um parafuso mantém a ranhura fechada. Isto efetivamente transforma o bracket num tubo. Nenhuma força ativa é exercida pelo mecanismo de bloqueio no próprio fio. A vantagem presumida dos sistemas passivos é a redução da resistência ao atrito do fio, mas isso só foi demonstrado em testes in-vitro.14 A desvantagem de um sistema passivo reside nas suas diferentes propriedades biomecânicas. Pensa-se que o grampo passivo tem propriedades desvantajosas que levam a um controlo inferior da rotação e do torque. Os fabricantes de sistemas passivos responderam a isto desenvolvendo tamanhos específicos de fios para os sistemas passivos e tentaram melhorar o torque e o controlo rotacional dos seus brackets com variações na secção transversal (por exemplo, 0.014^{x} 0.025).[39]

Sistemas interactivos: Um mecanismo interativo tem a capacidade inerente de interagir seletivamente com diferentes arcos em diferentes graus, dependendo da quantidade de força, fricção e controlo necessários durante as várias fases do tratamento. As vantagens do braquete autoligável interativo incluem o mínimo de força e fricção nas fases iniciais do tratamento, juntamente com o controlo do torque e da rotação nas fases intermédias e finais do tratamento e a capacidade de obter detalhes de acabamento de forma controlada nos três planos do espaço.[40] Exemplo: Suporte de tempo.

Clip ativo ou Slide passivo

Esta é uma questão que tem atraído um debate aceso[41] e continua a ser salientada por muitos produtores e defensores de brackets específicos como uma caraterística importante. Entre os braquetes, SPEED, In-Ovation e Forestadent Quick são exemplos de braquetes que têm um clipe de mola, que invade a ranhura a partir da face vestibular, potencialmente gerando uma força adicional sobre o dente. Como parte da força é armazenada na deflexão do clipe de mola, estes brackets são referidos como clips activos. Em contraste, os brackets passivos têm uma corrediça que se fecha para criar uma superfície labial rígida para a ranhura, sem intenção ou capacidade de invadir a ranhura e armazenar força através da deflexão de um clip metálico. Damon, Smartclip, Lancer Pacific Praxis Glide, Class One/Ortho Organisers Carriere LX, American Orthodontics Vision LP, Ortho Technology Lotus e Ortho Classic Axis são exemplos de sistemas passivos. Alguma literatura tem ocasionalmente contido afirmações no sentido de que o termo "passivo" é inapropriado porque tem de haver força entre o bracket e o fio para os dentes se moverem. Esta é uma interpretação inútil e possivelmente falsa da palavra "passivo" quando usada neste contexto, e o termo "passivo" é inteiramente compreensível quando definido como anteriormente, significando um braquete análogo a um tubo molar.

Um grampo ativo pode armazenar alguma da força aplicada no grampo, bem como no fio. A vantagem pretendida é que, em termos gerais, um determinado fio terá a sua gama de ação labio-lingual alargada e produzirá mais alinhamento do que uma corrediça passiva com o mesmo fio. Esta questão necessita de uma análise mais pormenorizada. Talvez seja útil pensar na situação com três tamanhos de fio diferentes.[42]

a. Com fios de alinhamento finos com um diâmetro inferior a 0,018":

O grampo potencialmente ativo será passivo e irrelevante, a não ser que o dente (ou parte do dente, se estiver rodado) esteja suficientemente posicionado lingualmente em relação a um dente vizinho, para que o fio toque na superfície interna do grampo. Nessa situação, uma força total maior será normalmente aplicada ao dente em comparação com um deslizamento passivo. Mesmo que não haja uma deflexão significativa do grampo, ainda existe uma força sobre o fio que não existiria com um grampo passivo, porque o grampo ativo reduz efetivamente a profundidade da ranhura de 0,028" para aproximadamente 0,018", quer imediatamente, se o grampo não for deflectido, quer à medida que o fio se torna passivo, se for deflectido. Para dentes que foram inicialmente colocados lingualmente em relação aos seus vizinhos, o grampo ativo pode trazer o dente mais para vestibular (até um máximo de 0,028"-0,018" = 0,01 polegada) com um determinado fio. Estas figuras são ligeiramente complicadas pelo facto de o grampo ativo ter uma superfície diagonal em relação às paredes da ranhura e à base, pelo que o grampo nestes braquetes entra na ranhura mais numa parede da ranhura do que na outra. Isto é bem visualizado nas ilustrações de um artigo de Thorstenson e Kusy.[43] O efeito de ter um clip ativo nesta fase inicial do tratamento pode ser considerado como equivalente a ter uma ranhura de braquete mais rasa.

b. Para fios com um diâmetro superior a 0,018":

Com estes fios, um grampo ativo colocará uma força contínua dirigida para a lingual no fio, mesmo quando o fio tiver ficado passivo. Em dentes que são total ou parcialmente linguais em relação a um dente vizinho, o grampo ativo irá novamente trazer o dente ligeiramente mais para labial do que teria sido o caso com um grampo passivo a 0,027" de profundidade de ranhura. A diferença máxima no movimento labial do dente será a diferença entre a dimensão labiolingual do fio e 0,027". Para um fio intermédio típico de 0,016 "x0,022", isto daria uma diferença máxima de 0,005". Os fios de níquel titânio de 0,016 "x0,025" ou 0,014 "x0,025" são recomendados como fio de alinhamento intermédio para o sistema Damon passivo e este fio reduz a diferença potencial para 0,002". Os dentes colocados lingualmente teriam uma força inicial ligeiramente mais elevada com um clip ativo quando se utilizam fios deste tamanho intermédio.

c. Com fios rectangulares grossos:

Um grampo ativo provavelmente fará uma diferença lábio-lingual na posição do dente de 0,003" ou menos, o que é clinicamente muito pequeno. É interessante a sugestão de que a força contínua dirigida lingualmente sobre o fio a partir de um grampo ativo (ou de uma ligadura convencional) causará torque adicional a partir de um fio subdimensionado. A questão geral da auto-ligadura e da eficácia do torque é abordada. Em relação aos grampos activos ou lâminas passivas, o estudo relevante é o de Badawi et al[44] , que demonstrou que a força dirigida para a língua a partir de um grampo ativo contribui, de facto, para a capacidade de torque, reduzindo o ângulo de "slop" ou "play", no qual é gerada força suficiente para influenciar a posição do dente de terceira ordem.

d. Envelhecimento dos grampos de mola:

Por último, há as questões da robustez, da segurança da ligação e da facilidade de utilização. Será que um clipe, concebido para ser flexível, é também mais suscetível de se partir ou de se deformar permanentemente ou de se abrir ou fechar inadvertidamente? Esta questão ainda não foi suficientemente investigada, mas um trabalho pertinente foi conduzido por Pandis et al[45] que recuperaram clipes de mola dos braquetes Speed e In-Ovation R após o tratamento e compararam a rigidez e a amplitude de ação destes clipes de mola com os clipes de mola não utilizados. Os dois tipos de braquetes tinham grampos de mola com rigidez inicial muito diferente e também diferiam no seu desempenho durante o tratamento. Os clips Speed sofreram alterações insignificantes no seu desempenho, mas os clips In-Ovation perderam uma média de 50% da sua rigidez durante o tratamento. Esta alteração nas propriedades é suficiente para possivelmente ter consequências biomecânicas de significado clínico.

e. Ativo ou passivo - Conclusão:

É provável que com um clip ativo, o alinhamento inicial seja mais completo para um fio de um determinado tamanho, a um ponto que é potencialmente útil clinicamente. Com os fios modernos de baixo módulo, é possível inserir sequencialmente fios mais grossos num bracket com uma corrediça passiva e chegar ao tamanho do fio da arcada de trabalho após um número semelhante de visitas.

f. Atrito:

Em geral, um grampo ativo irá gerar forças mais elevadas no fio do arco e maior resistência ao movimento do dente.[46] O aumento da folga entre um determinado fio e uma corrediça passiva irá gerar forças mais baixas e pode facilitar a dissipação das forças de ligação adversas e a capacidade dos dentes de se empurrarem uns aos outros à medida que se alinham. Isto também pode levar a diferenças qualitativas na direção e quantidade de movimento dentário.

g. Robustez e facilidade de utilização:

Em qualquer suporte específico, estes factores estão frequentemente relacionados com o tipo de grampo ou lâmina, quer seja ativo ou passivo.

Braquetes autoligáveis por ano de fabrico

BRACKET	**ANO**
Fechadura Russell	1935
Ormco edgelok	1972
Forestadent mobil-lock	1980
Velocidade Orec	1980
Empresa "A" Ativa	1986
Tempo Adenta	1994
Empresa "A" Damon SL	1996
Ormco Twinlock	1998
Ormco/ 'A' Co. Damon 2	2000
Gestenco Ostra	2001
GAC In-Ovation R	2002
Adenta Evolution LT	2002
Suporte lingual Philippe da Forestadent	2002
Ultradent OPAL	2004
3M Unitek SmartClip	2004
Ormco Damon 3	2004
Ormco Damon 3 MX	2005
Classe 1/ Ortho Organise Carriere LX	2005
Forestadent Quick	2006
Lancer Praxis Glide	2006
CAG In-Ovation C	2006
3M Unitek Clarity SL	2007
Visão da American Orthodontics LP	2007
Dentaurum Discovery SLB	2007
Ortho Technology Lotus	2008
Ortho Classic Axis	2009
Damon Q	2009
Damon Clear	2009
Clipe inteligente SL3	2009
Cabriolet	2010
Harmony Lingual	2011
Cerâmica Sensation	2012
BioQuick	2014
Carriere SLX	2014
Damon Clear 2	2014
ProGate I	2015
Capacitar 2	2016
In-Ovação X	2017
Lotus Plus DS	2017
Damon Q2	2017
Damon Ultima	2021

Muitos suportes não foram satisfatórios em vários destes requisitos, e uma seleção representativa pode ser utilizada para ilustrar as dificuldades experimentadas ao longo dos anos na produção do suporte ideal ou, pelo menos, de um suporte com um cumprimento aceitável destes critérios.

O braquete **Russell lock**[6] da Stolzenberg tinha um parafuso de cabeça chata encaixado confortavelmente numa abertura circular e roscada na face do braquete que permite mudanças rápidas e simples do fio. Soltar o parafuso tornava o sistema passivo e apertá-lo tornava-o ativo (Fig. 3). O sistema de braquetes era mais confortável para o paciente e resultou também em visitas mais curtas ao consultório. Infelizmente, o acessório Russell não ganhou muita popularidade e praticamente desapareceu do mercado.

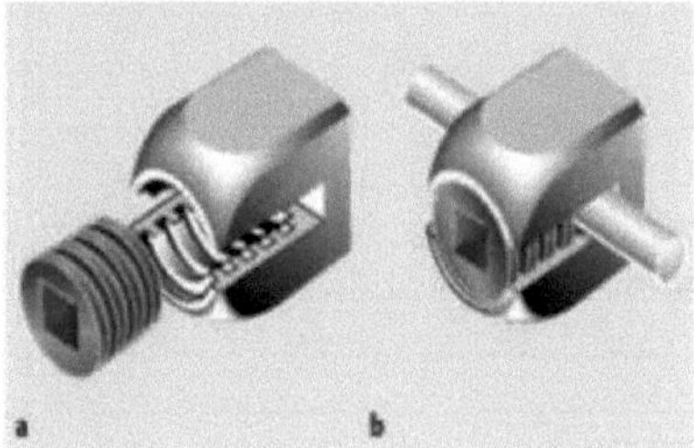

Fig. 3. Suporte de bloqueio Russell

Os braquetes Edgelok[47] (Ormco Corporation, 1717 W.Collins Avenue, Orange, CA 92867) foram o primeiro braquete autoligável a ser produzido em quantidades significativas. As desvantagens incluíam um controlo rotacional inadequado, volume e algum inconveniente com a abertura e fecho da corrediça, pelo que nunca foram amplamente adoptados (Fig. 4).

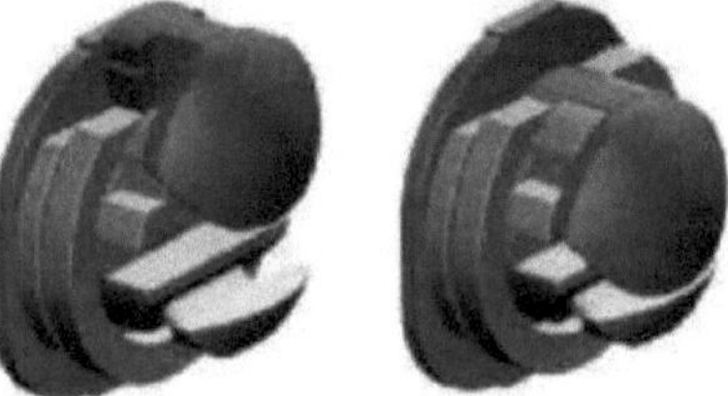

Fig. 4. Suporte Edgelok

Os brackets Mobil-lock[48] tinham um came rotativo que era rodado com uma "chave de fendas", cobrindo assim parte da superfície labial da ranhura (Fig. 5). O fio podia ser apertado ou solto pelo grau de rotação da came. Esta capacidade de bloquear seletivamente um dente ao fio do arco para evitar o seu movimento é certamente teoricamente desejável, mas nenhum outro bracket incorporou esta caraterística. Esses braquetes eram bem projetados para os padrões da época, mas uma grande limitação era a estreiteza da face vestibular resultante do slot. Isto dava um controlo rotacional muito fraco, ao ponto de os braquetes dos incisivos superiores terem cames duplos para aumentar a largura efectiva do braquete. Outro problema era a dificuldade de acesso para abrir e fechar braquetes de pré-molares com a "chave de fenda" reta.

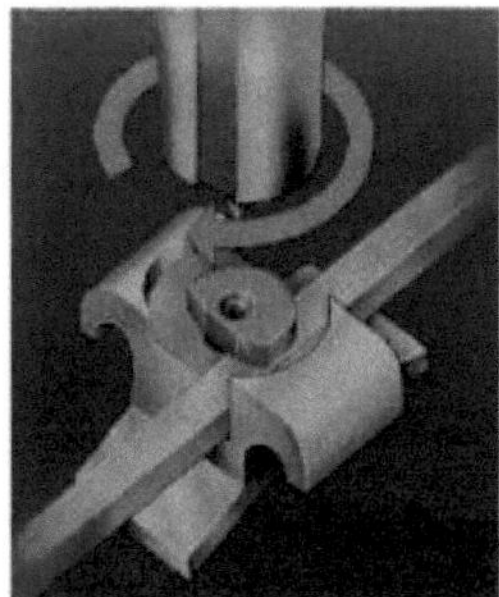

Fig. 5. Suporte Mobil-lock

Os suportes SPEED[7] (Strite Industries Ltd., 298 Shepherd Avenue, Cambridge, Ontário, N3C 1V1 Canadá) continuam a ser produzidos com sucesso desde 1980. Este facto atesta a solidez inerente a muitas das caraterísticas originais do design. Os suportes iniciais eram prejudicados por clipes, que podiam ser facilmente deslocados ou distorcidos. Estes inconvenientes foram, desde então, resolvidos com sucesso, mas combinados com a falta de familiaridade inerente para os clínicos de um braquete sem asas de amarração, estes aspectos provavelmente impediram uma maior popularidade do SPEED nos anos anteriores (Fig. 6).

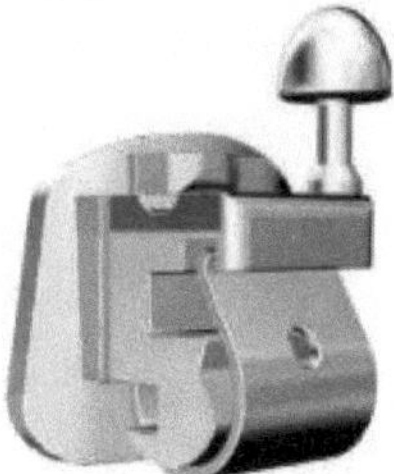

Fig. 6. Suporte SPEED

Os braquetes Ativa[15] (Empresa "A") tinham uma corrediça rotativa que, por conseguinte, dava um raio interior côncavo à superfície vestibular da ranhura (Fig. 7). Esta curvatura aumentou a profundidade efectiva do slot com fios de pequeno diâmetro, diminuindo o alinhamento labio-lingual com esses fios. A lâmina foi retida nas extremidades mesial e distal do slot, o que fez com que o braquete ficasse mais largo do que a média, reduzindo a distância entre braquetes, com as consequentes desvantagens, e a lâmina não era robusta. A ausência de asas de ligação foi um incómodo adicional na colocação da cadeia elastomérica, e a forma pouco familiar da base de ligação inicial dificultou o posicionamento do bracket. Por fim, uma combinação das caraterísticas do projeto reduziu substancialmente a resistência da ligação. Apesar destas desvantagens substanciais, era possível tratar com sucesso casos que demonstravam as vantagens potenciais, agora conhecidas, da autoligadura, mas as deficiências do desenho garantiram que fossem adoptadas apenas por uma minoria de entusiastas.

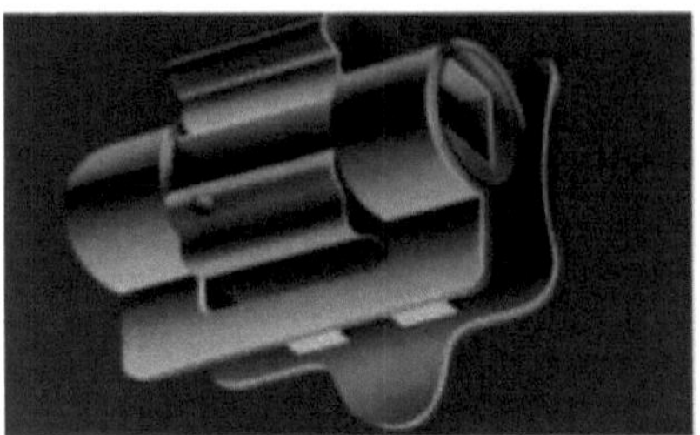

Fig. 7. Suporte Ativa

O braquete Time[49] (Adenta GmbH) tem alguns utilizadores entusiastas. Assemelha-se superficialmente a um bracket SPEED, mas ao contrário do clip SPEED que tem um movimento vertical, o clip Time roda para a posição em torno da asa do tirante gengival e roda na direção da parede oclusal em vez da parede gengival do slot. As primeiras versões sofriam de deslocação dos clips, e foram necessárias alterações importantes, mas subtis, no desenho do clip para reduzir suficientemente esta tendência e assegurar a sua disponibilidade e sucesso contínuos (Fig. 8). Os primeiros exemplos de produção de muitos desenhos autoligáveis necessitaram de modificações significativas. O efeito negativo de tais problemas iniciais com os braquetes autoligáveis tem, por vezes, impedido a popularidade subsequente, mesmo quando os problemas foram largamente superados.

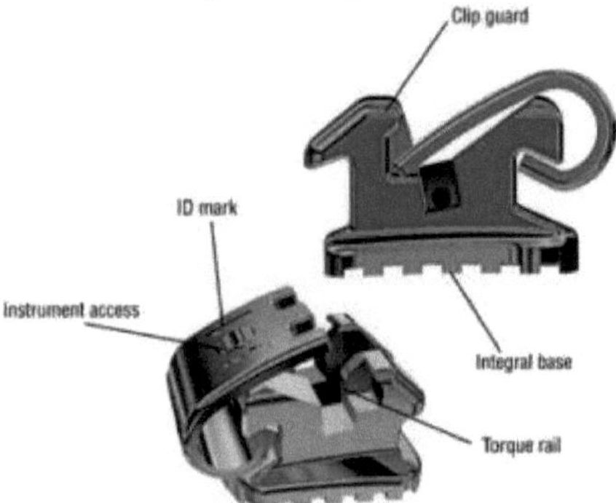

Fig. 8. Suporte de tempo2

Os brackets Damon SL[50] (empresa "A") ficaram disponíveis em meados da década de 1990 e tinham uma corrediça que envolvia a face vestibular do bracket (Fig. 9). Estes braquetes foram um passo em frente, mas tinham dois problemas significativos: as lâminas por vezes abriam-se inadvertidamente devido ao jogo da lâmina à volta do exterior do braquete, e eram propensas a quebrar devido ao endurecimento dos ângulos da lâmina durante o fabrico. O estudo de Harradine[5] , quantificou estes problemas. Em 25 casos consecutivos em tratamento há mais de um ano, 31 lâminas partiram-se e 11 abriram-se inadvertidamente entre visitas. Isto comparado com 15 ligaduras elastoméricas partidas e perdidas em 25 casos consecutivos tratados com brackets convencionais, pelo que a diferença na fragilidade da ligadura não foi enorme, mas quando um clínico pagou mais por um novo design de bracket e a principal caraterística do design não é altamente robusta e é suscetível de ser manuseada por operadores inexperientes, isso tem um efeito negativo significativo na adoção generalizada desse bracket.

No entanto, esses braquetes geraram um aumento substancial na apreciação do potencial da autoligadura.

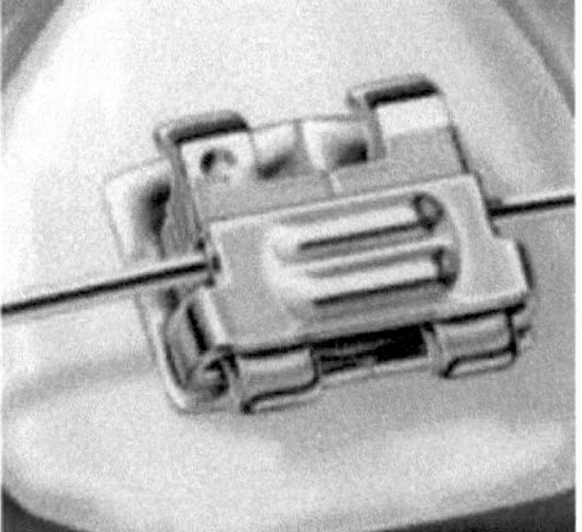

Fig. 9. Suporte Damon SL

Suporte TwinLock[51] desenvolvido pelo Dr. Jim Wildman em 1998. A sua corrediça plana, retangular, está alojada entre as asas de amarração de um bracket duplo (Fig. 10). A corrediça passiva é movida gengivalmente com a pressão do dedo para prender o fio do arco numa configuração passiva e é movida oclusalmente para a posição de abertura da ranhura com um raspador universal. As vantagens adicionais incluem uma melhor higiene e conforto do paciente, superfície labial lisa e limpa. As desvantagens incluem a mobilidade da lâmina durante a abertura e o fecho, o que torna obsoleta a sua comercialização.

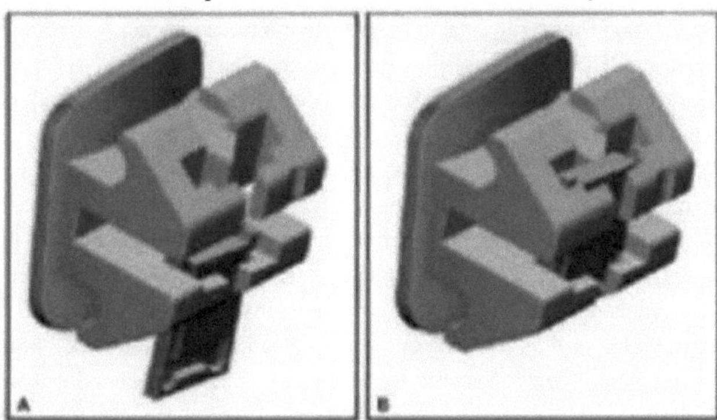

Fig. 10. Suporte TwinLock

Damon 2 brackets[51] (Ormco Corporation) apresentam-se para intervir no debate. imperfeições da Damon SL. Mantiveram a mesma ação de deslizamento vertical e a mola em forma de U para controlar a abertura e o fecho, mas colocaram a corrediça dentro do abrigo dos revestimentos (Fig. 11). Combinados com a introdução do fabrico de moldagem por injeção de metal, que permite tolerâncias mais estreitas, estes desenvolvimentos eliminaram quase completamente a abertura inadvertida da corrediça ou a quebra da corrediça e levaram a uma maior aceleração do uso da autoligação. No entanto, os suportes não eram imediata e consistentemente fáceis de abrir e este aspeto da funcionalidade é muito importante para o novo utilizador.

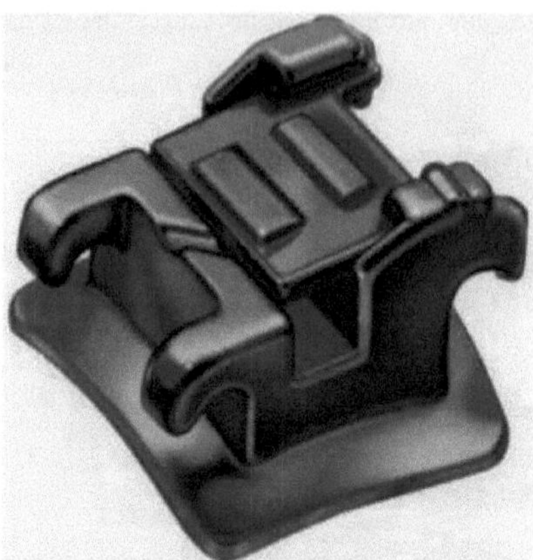

Fig. 11. Suporte Damon 2

Os brackets Gestenco Oyster[52] foram o primeiro bracket autoligado translúcido introduzido em 2001. O bracket Oyster é um bracket de policarbonato semi-translúcido e resiste à descoloração, uma vez que é fabricado a partir de um polímero composto reforçado com fibra de vidro S. Recomenda-se vivamente a utilização de fios de arco Super Elástico e Beta. A tampa de encaixe exclusiva permite que os arcos sejam colocados facilmente, uma vez que a tampa é convertível, pode ser removida se necessário e o bracket funcionará como um gémeo normal. O Mushroom Hook está presente para fixação auxiliar. A sua desvantagem é a elevada fricção, que é equivalente à dos brackets convencionais de aço inoxidável, pelo que não é utilizado atualmente.

Os braquetes System R[53] (GAC International Inc., 355 Knickerbocker Ave., Bohemia, NY 11716), originalmente chamados de braquetes In-Ovation, são muito semelhantes ao braquete SPEED em termos de conceção e design, mas de configuração dupla com asas de amarração (Fig. 12). Em 2002, foram disponibilizados braquetes mais pequenos para os dentes anteriores - In-Ovation R (Reduced, referindo-se à largura reduzida do braquete) e esta largura mais estreita foi eficaz em termos de maior intervalo entre braquetes. O braquete ficou posteriormente conhecido como System R. É um desenho bem sucedido, mas algumas desvantagens relativamente pequenas no manuseamento do braquete foram inicialmente aparentes. Alguns brackets deste tipo são difíceis de abrir e isto é mais comum na arcada inferior, onde a extremidade gengival do clip de mola é difícil de visualizar. O excesso de compósito no aspeto gengival dos braquetes na arcada inferior pode ser difícil de ver e também pode dificultar a abertura. Da mesma forma, lacebacks, underties e elastómeros colocados atrás do fio estão a competir por espaço com o clip de bracket. Curiosamente, tanto o SPEED quanto o System R e também os braquetes similares e recentemente lançados Quick (Forestadent Bernhard Foerster GmbH;) abordaram esta dificuldade fornecendo um orifício labial ou entalhe no grampo no qual uma sonda ou instrumento similar pode ser inserido para abrir o braquete. A necessidade de adquirir a perícia de abrir um bracket desconhecido pode desmotivar o novo utilizador de brackets autoligáveis e estes aperfeiçoamentos mais recentes do método de abertura são um avanço definitivo a este respeito. Estes aperfeiçoamentos são também típicos da melhoria gradual dos brackets autoligáveis, que pode ocorrer sem ser apreciada pelos clínicos que tiveram dificuldades com exemplos de produção anteriores.

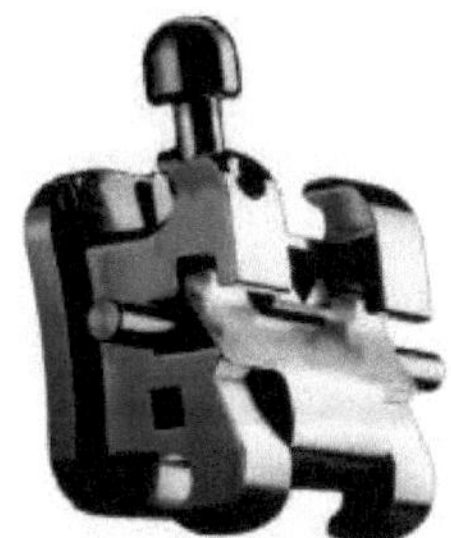

Fig. 12. Suporte In-Ovation R

Braquetes Adenta Evolution[54] desenvolvido pelo Dr. Hatto Loidl e C. Schendell. Ao contrário de muitos outros braquetes autoligáveis que apenas travam fechados e não desempenham mais nenhum papel, o braquete lingual autoligável Adenta foi projetado com um clipe rotativo sem travamento, resultando em uma flexibilidade única (Fig. 13). Personalizado para segurar até mesmo um fio não posicionado com segurança simplesmente com a medida apropriada de pressão, empurrando consistentemente o fio para a base do slot do braquete. Esta pressão constante fornece o torque, angulação e controlo de entrada e saída necessários para completar os seus casos de forma rápida e produtiva. Ranhura para inclusão de arcos horizontais na parte da frente e um tipo de processamento único - contorno de braquete de uma só peça. Bordos redondos suaves que proporcionam ao paciente o maior conforto e higiene oral. O clip autoligável é utilizado como plano de mordida, acelerando a abertura da mordida.

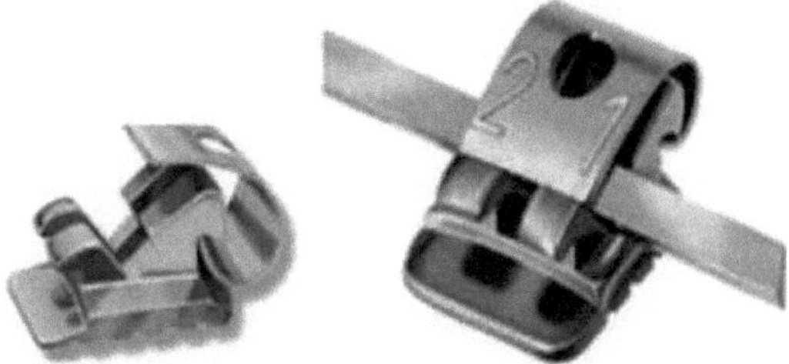

Fig. 13. Braquete lingual Adenta Evolution

Braquete autoligável lingual Philippe[54] desenvolvido por Aldo Macchi em 2002. Os braquetes autoligáveis linguais Philippe 2D, que proporcionam um controlo bidimensional, foram sugeridos para a correção de más oclusões simples, tais como pequenos apinhamentos ou espaçamentos com a técnica lingual. O principal ponto de vista preferido dos braquetes Philippe é a sua posição de segurança e o seu conforto para os pacientes. São razoáveis para casos básicos que não requerem controlo tridimensional, uma vez que não têm ranhura (Fig. 14).

Estes brackets podem ser colados diretamente na superfície lingual do dente. Estes brackets não têm ranhura, incorporam pequenas asas soldadas à base do bracket. Estão disponíveis quatro tipos de brackets Philippe: um gémeo médio standard, um bracket limitado de uma asa para os incisivos inferiores, um gémeo grande e um bracket de três asas. As asas do bracket, utilizadas para fixar o fio à ranhura, são abertas com uma espátula Haideman e fechadas com uma pinça Weingart.

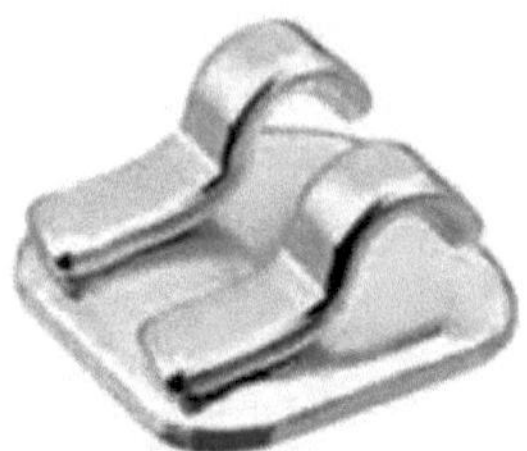

Fig. 14. Braquete lingual autoligável Philippe 2D

Braquetes Opal[52] é um braquete completamente não metálico, concebido e desenvolvido pelo Dr. Norbert Abels. O bracket completamente não metálico (resina) funciona como uma ranhura atraente e suficientemente flexível na região do pivot para abrir e fechar. A configuração opalina é algo brilhante a este respeito, no entanto, é necessário ter em atenção para não fraturar a parte da dobradiça do suporte devido à abertura total repetida da tampa. Os braquetes, tal como a maioria dos de resina, são talvez mais apropriados para um tratamento de curta duração, em que estas questões de vida útil são menos importantes. Não existem asas de amarração, pelo que a corrente elástica é colocada antes de fechar a tampa.

O braquete SmartClip[55] (3M Unitek 3M Centre) retém o fio através de dois clipes de mola em forma de C em cada lado do slot do braquete (Fig. 15). A pressão do instrumento ou do dedo necessária para inserir ou remover um fio não é, portanto, aplicada diretamente no clip, mas sim no fio, que por sua vez aplica a força para deflectir os clips, permitindo assim a inserção ou remoção do fio. Este mecanismo, portanto, tem que lidar com a facilidade de inserção e remoção através das mandíbulas dos clipes, mas também deve evitar a perda inadvertida de ligadura, tanto para fios pequenos e flexíveis como para fios grandes e rígidos. O desenho tem de encontrar um compromisso difícil entre os melhores requisitos para a vasta gama de fios ortodônticos. Outros grampos de mola, como os dos brackets SPEED e System R com a sua ação vertical, têm um componente de bracket rígido para ajudar a mola a resistir a uma perda de ligação. Com o alargamento da utilização clínica, tornou-se evidente que a força necessária para a inserção e remoção de fios grossos de aço inoxidável dos brackets SmartClip era desconfortavelmente elevada. Uma modificação recente abordou esta dificuldade, diminuindo a rigidez efectiva dos grampos de mola.

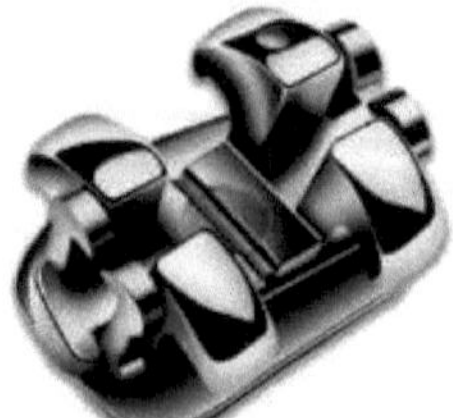

Fig. 15. Suportes SmartClip

Os suportes Damon 3 e Damon 3 MX[48] (Ormco Corp.) têm uma localização e ação diferentes da mola de retenção, o que produziu um mecanismo de abertura e fecho muito fácil e seguro (Fig. 16). Para além disso, os brackets Damon 3 são semiestéticos. No entanto, os primeiros brackets Damon 3 de produção sofreram três problemas significativos: uma elevada taxa de falha de ligação, separação do metal dos componentes de resina reforçada e fratura das asas de ligação. Todos estes três problemas foram rápida e eficazmente investigados e corrigidos, mas ilustram que continua a ser um desafio significativo para os fabricantes extrapolar da experiência com protótipos de brackets nas mãos de entusiastas qualificados para a produção subsequente em grande escala e para a utilização por relativamente principiantes. É interessante que estas dificuldades iniciais não tenham impedido a adoção entusiástica destes suportes. Isto deveu-se provavelmente ao facto de se ter apreciado muito mais o que a autoligação podia fazer e também à maior vontade dos fabricantes em investir na procura de soluções. O bracket Damon D3 MX, recentemente lançado, beneficiou claramente da experiência clínica e de fabrico dos brackets Damon anteriores.

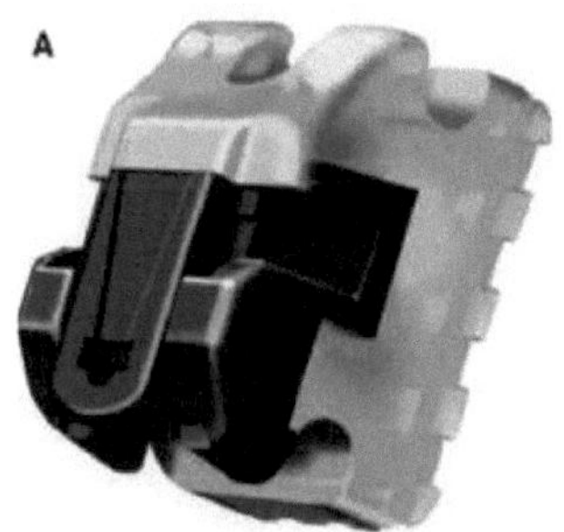

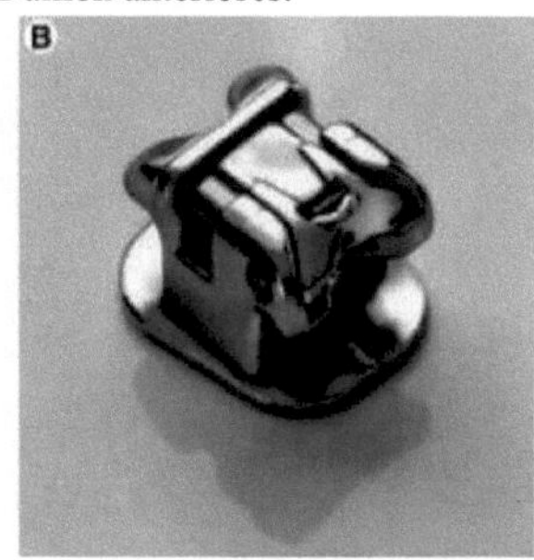

Fig. 16. (A) Suporte Damon 3 (B) Suporte Damon MX

O Forestadent Quick[52] foi desenvolvido pelo Dr. Bjorn Ludwig e está disponível nas versões ativa (bioquick) e passiva (biopassive). Os brackets passivos externos diferenciam-se dos activos por uma marca vertical na asa de ligadura mesial. Consiste numa mola flexível de encaixe, que é aberta com uma sonda a partir da extremidade gengival. A base optimizada e anatomicamente posicionada evita o balanço do bracket quando este é pressionado sobre o dente (Fig. 17).

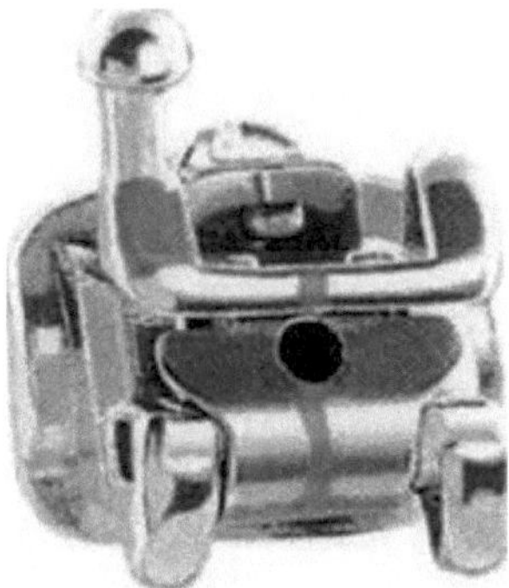

Fig. 17. Suporte rápido Forestadent

O Lancer Praxis Glide[34] desenvolvido pelo Dr. Robert Lokar e pela equipa de engenheiros da Lancer Orthodontic é um sistema duplo híbrido inovador de baixa fricção, fabricado com a mais recente tecnologia robótica. O Praxis Glide é um bracket duplo de torque-in-the-base comprovado, com um clip multiplanar amovível (Fig. 18). O Praxis TSTM é o mais recente aparelho estético médio agora oferecido pela LANCER. As suas caraterísticas incluem:

1. Braquete Open Lumen, passivo na primeira fase do tratamento.
2. Controlo total com uma ligadura sobre o clipe.
3. Desenho anatómico para cada dente (11 formas diferentes de brackets).
4. Fácil posicionamento (evitando qualquer reposicionamento do suporte).
5. Perfil baixo, suave e ergonómico, conforto ideal para o paciente.
6. Nivelamento e alinhamento rápidos.

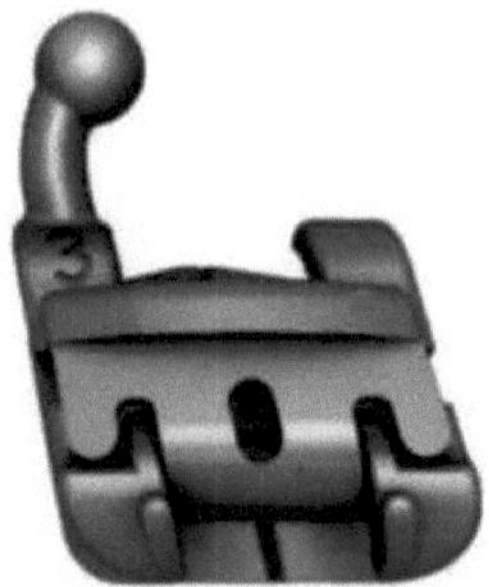

Fig. 18. Suporte de deslizamento Lancer Praxis

O braquete Smart Clarity SL é uma versão em cerâmica do braquete SmartClip com forças de grampo melhoradas (Fig. 19).

Clareza" SI

Fig. 19. Suporte do Smart Clarity SL

Os brackets Vision LP[52] são totalmente passivos, têm um perfil baixo, não se prendem a detritos biológicos, uma vez que têm um ponto de contacto muito pequeno e estão localizados na face do bracket para que possam ser sempre limpos com as escovas do paciente. Para além de manter uma mecânica de baixa fricção, também oferece opções de binário alto, padrão e baixo para um tratamento personalizado. Os brackets Vision LP têm um clip forte e duradouro, concebido de forma a ser fácil de abrir e fechar (Fig. 20). Abre-se com o instrumento através de uma simples rotação e fecha-se clicando suavemente com o instrumento ou com a unha. Tem um código de cores individual e uma base de ligação com tecnologia de máxima retenção.

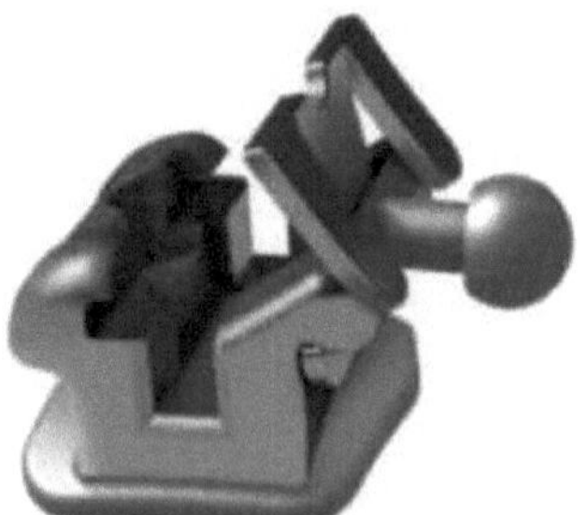

Fig. 20. Suporte do Vision LP

O suporte Discovery[56] foi desenvolvido pela Dentauram em 2007 utilizando a tecnologia CAD - CAM (Fig. 21). As caraterísticas são:

1. Os melhores resultados terapêuticos com um tamanho mínimo para o tratamento estético.
2. Elevado grau de comodidade para o utilizador devido ao mecanismo de bloqueio fácil.

3. O batente da tampa melhorado e flexível mantém a tampa aberta para uma mudança rápida e suave do fio.
4. O novo mecanismo de abertura no sentido da força garante numerosas operações de abertura e fecho perfeitas.
5. Revisão da geometria do suporte para garantir que as tampas abrem sempre a direito. Isto evita o empeno da tampa.
6. As superfícies super lisas proporcionam um excelente conforto intra-oral para o paciente.
7. A notação FDI na base assegura uma atribuição fácil a cada dente.

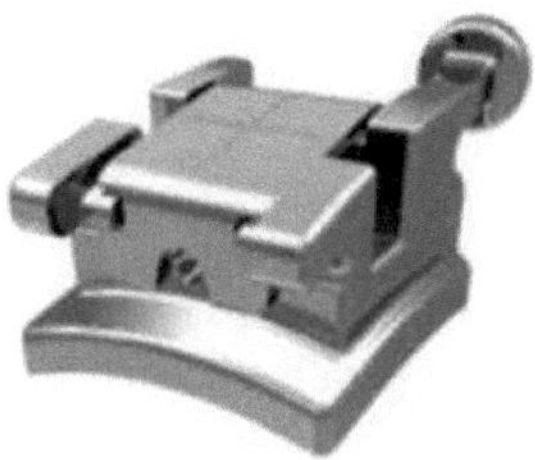

Fig. 21. Suporte de descoberta

Damon Q[57] é a variante mais recente da estrutura Damon, o componente deslizante destina-se a ser mais simples, mais seguro e mais confortável para o paciente quando aberto e fechado e resistente aos impactos da acumulação de cálculos. Estes suportes são igualmente mais pequenos em todas as medidas do que os seus antecessores e foi encontrado espaço para a ranhura horizontal e vertical (Fig. 22).

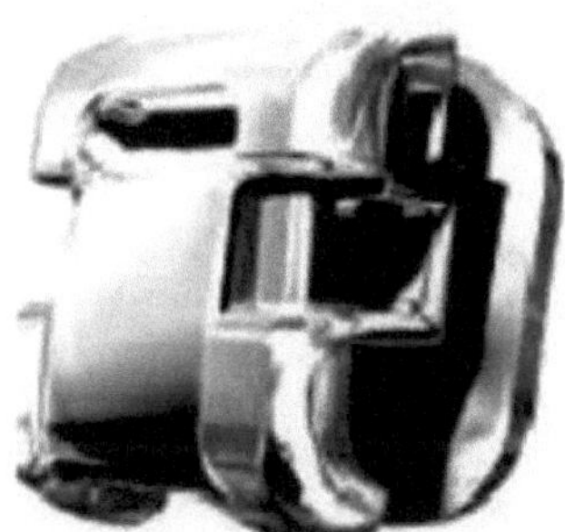

Fig. 22. Suporte Damon Q

O bracket Damon Clear[58] é um bracket de autoligação passiva translúcido sem inserção de metal. O design totalmente transparente do bracket foi planeado para satisfazer os desejos estéticos dos pacientes, enquanto o seu forte desenvolvimento responde às questões de funcionalidade e qualidade dos clínicos. O corpo e a corrediça do braquete, completamente elegantes, são feitos de alumina policristalina (PCA) resistente, um material inerte e impermeável a manchas ou descoloração. A lâmina do braquete SL constitui uma quarta parede, que forma um lúmen passivo para segurar o fio do arco com uma força de ligadura baixa, enquanto encoraja o controlo rotacional (Fig. 23). Um componente de mola de níquel-titânio (Ni-Ti) mantém a corrediça nas posições aberta e fechada e evita que a corrediça se isole do corpo do braquete.

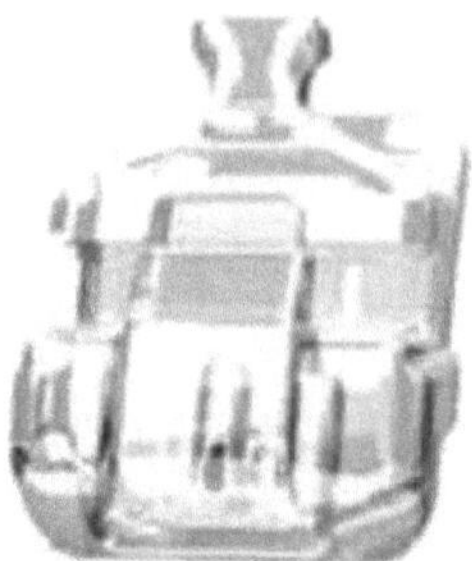

Fig. 23. Suporte Damon Clear

O bracket SmartClip SL3[52] é como o bracket SmartClip, a distinção é a menor redução da força do clip. Adicionalmente acessível em estrutura adesiva pré-revestida com propriedade de descarga de flúor. A configuração familiar Twin-Wing tem em consideração a adaptabilidade do tratamento e a ligadura específica do bracket ou do tie-wing, expandindo entre a largura do bracket quando necessário (Fig. 24).

A inserção do fio é efectuada com a pressão dos dedos e a remoção é efectuada com um dispositivo de separação. Tem dois ganchos para encaixar o fio, e a sua parte central segura sobre a superfície vestibular das asas mesial e distal. Através de métodos para pressionar as pegas em conjunto, o fio é retirado da ranhura do bracket. Têm sido observados resultados significativos no ajuste das rotações e no nivelamento e alinhamento quando se utilizam fios de arco Tandem com os aparelhos autoligáveis 3M. Os pontos de interesse dos brackets SmartClip SL3 são:

1. Redução da fricção, o que permite uma mecânica de deslizamento mais eficaz do que a dos braquetes habitualmente ligados.
2. Melhoria da limpeza oral com uma ranhura aberta e fim da ligadura Ties.
3. Tempo de assento reduzido para inserção e remoção do fio.
4. Não há entalamento de placa no componente deslizante e na ranhura do suporte.
5. Flexibilidade de tratamento da conceção de asa dupla com tirante.

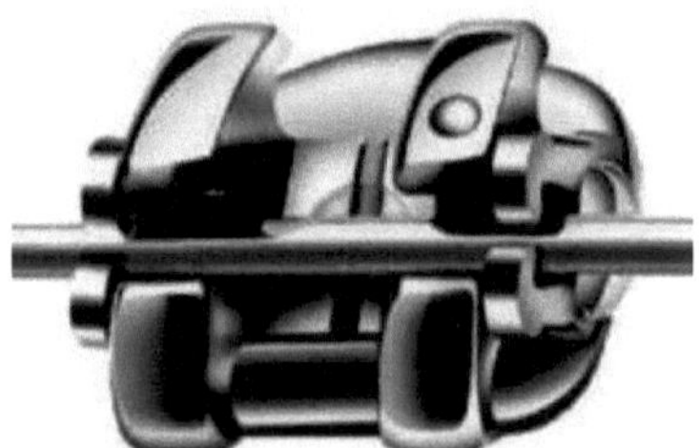

Fig. 24. Suporte do SmartClip SL3

Braquete autoligado Cabriolet[59] é um braquete autoligado passivo-ativo que inclui um corpo em cerâmica e uma dobradiça em aço inoxidável para maior qualidade, inserções de ranhura em metal para menor fricção e uma porta Snap-On em polímero para abertura e fecho simples e maior conforto para o paciente. Cada suporte incorpora um gancho em T centrado para elásticos (Fig. 25). As bases destinam-se a facilitar a descolagem.

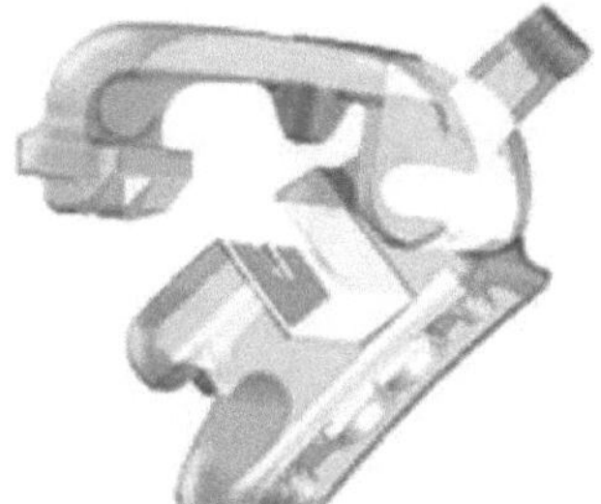

Fig. 25. Suporte do cabriolet

Harmony lingual self-ligating bracket[60] framework cria almofadas de ligação completamente modificadas e fios de forma mecânica que movem os dentes de forma produtiva e precisa, como indicado pela empresa. O corpo do bracket destina-se a assegurar o seu clip autoligável, que oferece uma ligadura passiva, interactiva ou ativa, dependendo do tamanho do fio.

Sensation Active Ceramic Self-Ligating bracket[56] é criado a partir de um material cerâmico durável e translúcido e destaca um clip de aço tratado coberto de ródio (Fig. 26). Uma calha-guia única regula as forças de abertura e fecho do clip do bracket, permitindo mudanças mais rápidas do fio.

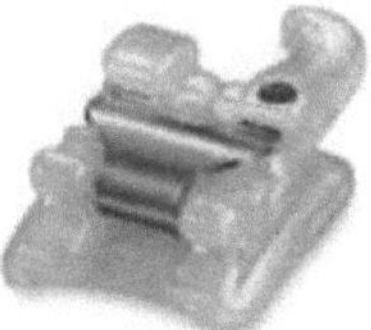

Fig. 26. Suporte cerâmico ativo Sensation

O braquete autoligável BioQuick[61] inclui atualmente um perfil mais baixo e extremidades mais arredondadas para maior conforto do paciente. A espessura do grampo atualizado foi aumentada em 20%, tornando-o mais forte e preparado para suportar desfigurações, ao mesmo tempo que proporciona um melhor controlo da angulação, rotação e torque (Fig. 27).

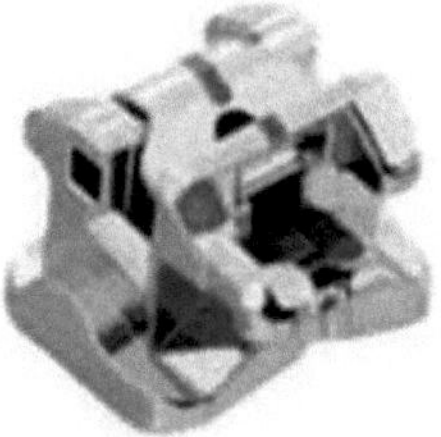

Fig. 27. Suporte BioQuick

O braquete autoligável Carriere SLX[56] da Henry Schein Orthodontics oferece uma variante avançada da solução Damon com melhorias na disposição dos braquetes, no controlo do torque e no acabamento de precisão. O bracket inclui um perfil incrivelmente baixo e portas de abertura oclusal; os sinais visuais, incluindo seis referências horizontais e cinco verticais, destinam-se a ajudar a garantir a disposição exacta do bracket (Fig. 28).

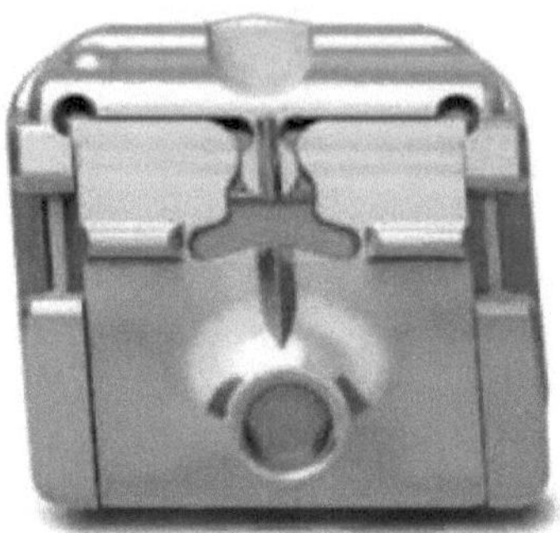

Fig. 28. Suporte Carriere SLX

Empower 2[61] é uma variante revista do sistema de brackets autoligáveis Empower, agora conhecido como Empower 2. Os novos destaques incorporam almofadas de ligação micro-gravadas, destinadas a aumentar a força de ligação em 15-30% em relação a diferentes bases, e um clipe mais espesso para aumentar o poder de assentamento do fio, evitando a desfiguração do clipe (Fig. 29).

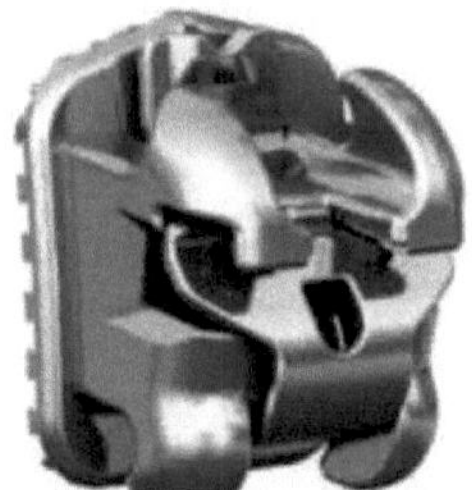

Fig. 29. Empower 2

O In-Ovation X[56] é a mais recente expansão da Dentsply Sirona para a sua linha de autoligáveis InOvation, mantém um design central e padrões de tratamento semelhantes, com melhorias que incluem uma forma aerodinâmica e um perfil e impressão oclusal reduzidos (Fig. 30). Existe um sistema de clipes encapsulados atualizado e a base fechada do bracket gengival irá diminuir o desenvolvimento de cálculo que pode prejudicar a função do clip.

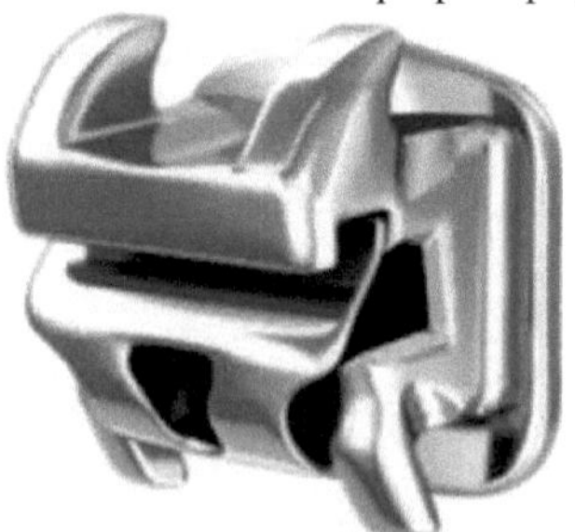

Fig. 30. In-Ovação X

Estes exemplos ilustram as dificuldades que têm sido sentidas pelos fabricantes com o objetivo de cumprir os requisitos de um sistema de ligadura ideal. As imperfeições resultantes no desenho dos braquetes têm, sem dúvida, retardado a adoção dos sistemas de autoligadura pelos clínicos. Os actuais desenhos de autoligadura beneficiaram muito da experiência clínica anterior e dos avanços nas técnicas de produção disponíveis, como a moldagem por injeção de metal.

CAPÍTULO 4

Braquetes autoligáveis estéticos

Existem três abordagens para a produção de um braquete autoligável mais estético. Primeiro, existem os braquetes autoligáveis linguais. Existem pelo menos três braquetes autoligáveis linguais atualmente disponíveis. A Forestadent possui um sistema lingual, às vezes chamado de braquete Philippe.[25] O mecanismo de ligação envolve a deformação de duas asas de retenção com um alicate Weingart para fechar e uma espátula para abrir. Este mecanismo requer bastante cuidado para não danificar o esmalte se um instrumento escorregar; além disso, as asas podem ser difíceis de abrir, o que pode causar o desprendimento do braquete. A Adenta (Adenta GmbH, Gliching, Alemanha) produz o braquete Evolution, que é essencialmente uma versão lingual do braquete Time produzido pela mesma empresa; o mesmo se aplica ao In-Ovation L da GAC. Os aparelhos Incognito (Lingual Care Inc., 5339 Alpha Road, Suite 150, Dallas, TX) adicionaram mais recentemente um slot de auto-retenção acessório aos seus braquetes incisivos. A ligadura é inerentemente mais difícil com aparelhos linguais, portanto, uma forma fácil de clip ou lâmina de auto-ligação que possa oferecer as vantagens de segurança e baixa fricção são igualmente ou até mais valiosas nessa situação em que os intervalos entre braquetes são inerentemente menores. Combinar um mecanismo de auto-ligação bem sucedido com as exigências linguais específicas de baixo perfil, fácil inserção do fio do arco, rampas de mordida embutidas em alguns dentes e largura estreita do braquete é uma tarefa exigente. É necessário um maior desenvolvimento neste lado dos dentes. Na superfície vestibular, Oyster (Gestenco Inc., P.O. Box 240, Gotemburgo, Suécia), OPAL Ultra dent Inc., 505W, 12003, South Jordan), e Damon (parcialmente) são braquetes de resina, enquanto Clarity SL (3M Unitek) e In-Ovation C (GAC) foram produzidos como braquetes cerâmicos com clipes metálicos. As limitações potenciais dos polímeros de resina como uma categoria de material para braquetes ortodônticos estão bem estabelecidas. Os braquetes Oyster (Fig. 31) foram originalmente considerados insuficientemente robustos.

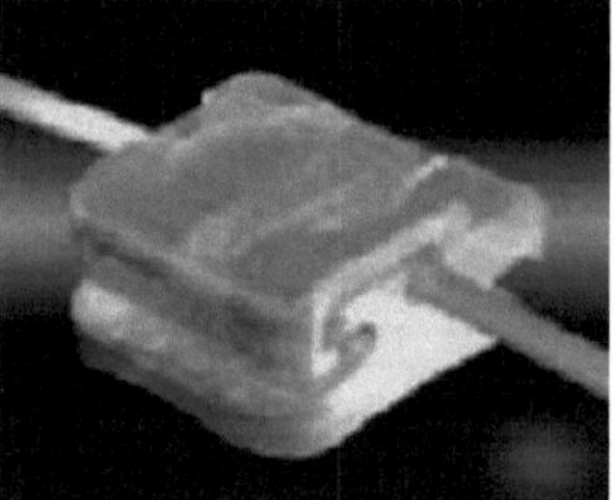

Fig. 31. Suporte de ostras

Recentemente, incorporaram uma dobradiça metálica com o objetivo de melhorar este aspeto. Os braquetes Opal (Fig. 32) foram introduzidos mais tarde e têm um design engenhoso para resolver o desafio de o mesmo material ser muito flexível numa parte do braquete para criar uma dobradiça, ao mesmo tempo que proporcionam uma ranhura de braquete tão rígida e um clip tão fiável quanto possível. Este projeto não é totalmente bem sucedido, mas representa uma utilização imaginativa do material polimérico. Podem certamente ser obtidos bons resultados com estes suportes, mas, tal como acontece com todos os suportes de resina, a rigidez, robustez e longevidade são um desafio. Os brackets com um clip labial semitransparente também têm de lidar com o problema estético da acumulação de alimentos e detritos atrás do clip, onde são relativamente inacessíveis às medidas de higiene oral.

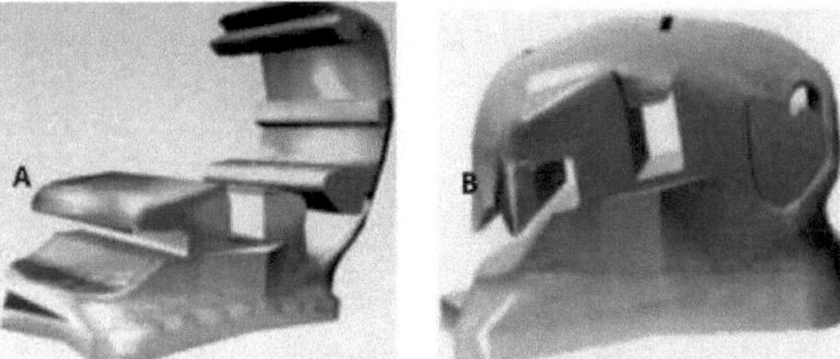

Fig. 32. Suporte de opala fechado (A) e aberto (B) mostrando a necessidade de o mesmo material ser rígido na maior parte das partes do suporte, mas flexível e ainda robusto na secção da "dobradiça"

A terceira abordagem tem sido a combinação de braquetes cerâmicos com clipes metálicos de autoligação. Os braquetes cerâmicos estão há muito estabelecidos na ortodontia, com as suas vantagens e desvantagens conhecidas. É provável que o Clarity SL e o In-Ovation C combinem essas propriedades com as dos braquetes autoligáveis metálicos correspondentes já discutidos. Melhorias adicionais na resistência do braquete, particularmente em relação às forças de torque, podem vir de melhores materiais cerâmicos ou de um design mais forte. O In-Ovation C tem um clip revestido de ródio. É possível que a combinação ideal de autoligação e estética venha de um avanço na tecnologia de revestimento de braquetes metálicos. O desenvolvimento mais recente é um braquete de cerâmica com uma lâmina de cerâmica, Damon Clear.

Factores psicológicos e adoção da auto-ligação

Os factores psicológicos são possivelmente de igual importância na sua influência sobre a adoção de novas tecnologias ou novas ideias. A maioria de nós tem como parte da sua mentalidade um conservadorismo inato e um desejo de permanecer mental e tecnicamente dentro da sua zona de conforto. Aprendemos uma técnica que minimiza as deficiências do nosso equipamento e depois mantemo-nos nela porque nos sentimos confortáveis. Quanto mais habilidosos nos tornamos numa técnica (por exemplo, dobrar arcos complexos), mais não nos impressionamos e resistimos a um novo desenvolvimento (por exemplo, o aparelho de fio reto), que reduz a necessidade dessa habilidade ou exige habilidades diferentes. Nós também fazemos planos de tratamento que, conscientemente ou não, reflectem os pontos fortes e fracos do nosso atual arsenal. Por exemplo, uma técnica que exige muita ancoragem leva inerentemente a mais extracções e mais reforço de ancoragem como parte dos nossos planos. Um segundo fator relacionado que anteriormente impedia a taxa de adoção da autoligação era a falta de apreciação generalizada do que o baixo atrito, o encaixe seguro do fio do arco e as forças leves podem alcançar em combinação.

Principais vantagens propostas para os braquetes autoligáveis

Ligadura mais rápida: Esta questão deve ser discutida em primeiro lugar porque, historicamente, foi o incentivo mais poderoso para o desenvolvimento de braquetes autoligáveis na era da ligadura com fio. A relativa lentidão da ligadura com fio já foi observada. Vários estudos também demonstraram que a autoligadura oferece economia de tempo no consultório em comparação com a ligadura elastomérica. Um estudo relativamente antigo[9] encontrou uma economia de tempo de 10 minutos quando comparou a remoção e substituição da ligadura em apenas 12 dentes anteriores num par de arcos.

Engate seguro do fio: Parece evidente que uma forma de ligadura sólida, fiável e robusta, que não possa quebrar ou sofrer deterioração na sua força de ligadura, é uma caraterística desejável. Os braquetes autoligáveis têm variado na sua robustez e fiabilidade, mas vários braquetes actuais têm mecanismos que proporcionam esta vantagem e o consequente controlo melhorado da posição do dente.

Baixo atrito: O atrito é um fator importante no movimento dos dentes. Cerca de metade das forças aplicadas aos dentes são perdidas devido à resistência ao atrito. Uma das ideias originais por detrás da

A auto-ligação consistia em reduzir esta resistência à fricção, evitando os elastómeros e os fios

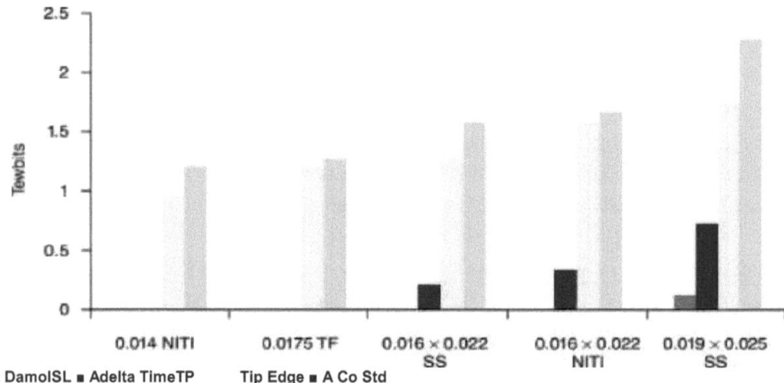

Fig. 33. Dados de Thomas et al. (1998) mostrando o atrito tipicamente muito baixo dos braquetes autoligáveis quando comparados com a ligadura convencional.

ligaduras. As ligaduras de fio produzem forças de fricção substancialmente mais baixas do que as elastoméricas. No entanto, as forças geradas pela ligadura com fio ainda atingem níveis altos e muito variáveis em relação aos níveis de força que se pensa serem ideais para a movimentação dentária. Atualmente, existe um grande número de trabalhos que detalham os níveis muito baixos de atrito disponíveis com braquetes autoligáveis in vitro. Grande parte do trabalho anterior foi feito com braquetes alinhados numa configuração passiva em relação ao fio. Todos eles mostraram uma redução dramática no atrito com braquetes autoligáveis, especialmente aqueles com deslizamento passivo. Todos eles mostraram uma redução dramática no atrito com braquetes autoligáveis, especialmente aqueles com lâminas passivas. Um artigo representativo[20] de 1998, mostra a resistência ao atrito com quatro braquetes e tamanhos de fio crescentes (Fig. 33).

Ajuda a uma boa higiene oral: A acumulação bacteriana tem sido proposta como uma potencial desvantagem das ligaduras elastoméricas e, embora existam algumas provas que apontam nesse sentido, existem provas não confirmatórias ou contraditórias que tornam esta questão ainda indeterminada. É uma opinião anedótica predominante que os elastómeros acumulam mais placa do que as ligaduras de fio e existem algumas provas que apoiam este facto.[62] Existe também alguma evidência de que as ligaduras de fio reduzem a hemorragia na sondagem do sulco gengival quando comparadas com as elastoméricas.[37] No entanto, um estudo de microscopia eletrónica de varrimento não encontrou qualquer diferença nos morfotipos bacterianos quando se utilizaram ligaduras elastoméricas ou de aço. Estão em curso vários estudos adicionais, mas, até à data, não existem provas que sustentem as vantagens microbiológicas propostas.

Tratamento mais cómodo: Foi proposto que as forças mais baixas e a menor fricção resultarão num menor desconforto para o doente. Dois estudos recentes do mesmo centro investigaram este facto. Num estudo[63] verificou-se que os brackets Damon3 causavam o mesmo desconforto que os brackets Synthesis ligados convencionalmente. O outro estudo[64] não encontrou nenhuma diferença entre os braquetes SmartClip e os braquetes Victory ligados convencionalmente entre as visitas do paciente, mas um aumento acentuado no desconforto ao remover os fios através dos clipes Smartclip. As diferenças no desenho de braquetes autoligáveis específicos podem ter consequências importantes. Miles et al.[65] relataram menor desconforto inicial, mas maior desconforto numa fase posterior com os braquetes Damon2, mas, em geral, há atualmente pouca evidência de que a autoligadura é benéfica a este respeito.

Combinação de encaixe seguro do fio e baixa fricção

Outros tipos de braquetes - mais notavelmente os braquetes Begg - alcançaram um baixo atrito em virtude de um ajuste extremamente frouxo entre um fio redondo e um braquete muito estreito, mas isso é à custa de tornar o controlo total da posição do dente correspondentemente mais difícil. Alguns braquetes com uma ranhura no sentido do bordo incorporaram ombros para distanciar o elastómero do fio e assim reduzir o atrito, mas este tipo de desenho também produz atrito reduzido à custa de um controlo reduzido. Com braquetes tie-wing, uma melhoria no controlo é normalmente à custa de um aumento na fricção, especialmente com ligaduras elastoméricas. Este ponto foi muito bem ilustrado pela Matasa.[66] A combinação de um atrito muito baixo e um encaixe muito seguro de todo o fio num slot do tipo edgewise só é atualmente possível com braquetes autoligáveis (ou com tubos molares). Por conseguinte, foi proposto[42] que esta combinação permite que um dente deslize facilmente ao longo de um fio com forças líquidas mais baixas e mais previsíveis e, no entanto, sob controlo total, com quase nenhuma rotação indesejável do dente resultante de um modo de ligadura deformável, como um elastómero. A mecânica de deslizamento para movimentar dentes individuais é, portanto, uma forma mais atraente de mecânica.

Possíveis consequências para a ancoragem da combinação de baixa fricção e encaixe seguro do fio completo

Foi demonstrado que o movimento dentário em cães beagle está apenas parcialmente relacionado com o nível de força aplicada.[67] Em investigações clínicas, o estudo de Rajcich e Sadowsky[68] demonstrou que a preservação de ancoragem extremamente boa foi demonstrada quando a retração de dentes caninos individuais foi colocada contra uma unidade de ancoragem do resto da arcada. Este estudo, utilizando braquetes convencionais, suporta a aplicação clínica da teoria da força diferencial, mas o uso deste efeito de preservação de ancoragem é inibido pela tendência, com a ligadura convencional, de os dentes individuais girarem quando retraídos ao longo de um fio e, então, necessitarem de realinhamento. A Fig. 34 mostra um exemplo clínico de retração do canino com braquetes Damon SL e perda de ancoragem indetetável. A hipótese de que a autoligadura pode aumentar a ancoragem disponível é, portanto, baseada em três possibilidades: menor atrito encoraja o uso de forças mais leves, o que a teoria da força diferencial sugere que aumentaria a preservação da ancoragem; dentes individuais, por exemplo, caninos, podem ser movidos sem perda de controlo rotacional; e tratamento mais rápido significa menos desvio mesial e talvez melhor cooperação. Esta proposta é prejudicada pela atual evidência inconclusiva de que o tratamento é mais rápido com a autoligadura. Todas estas três propostas são plausíveis e estão de acordo com a teoria geral da ancoragem, mas atualmente carecem de provas de apoio robustas e diretas. Essas considerações se aplicam igualmente à preservação da ancoragem anterior em casos de hipodontia, onde o movimento de dentes individuais ao longo de um arco é frequentemente necessário.

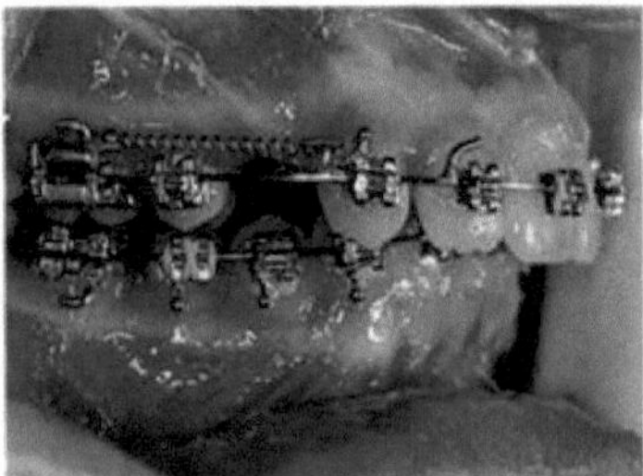

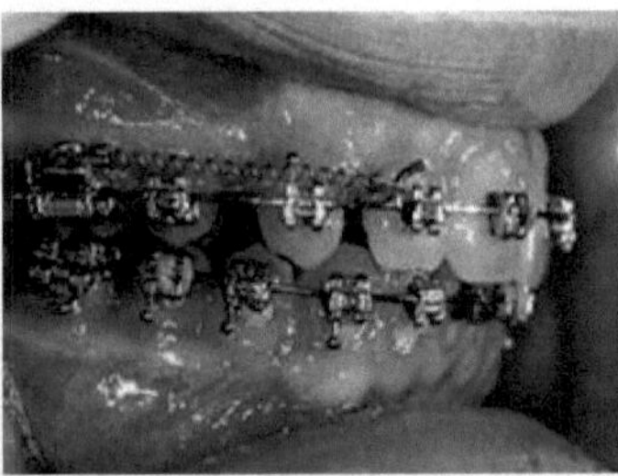

Fig. 34. Retração de um dente canino individual com braquetes autoligáveis Damon SL num fio de aço inoxidável de 0,019"/0,025". Não é detetável qualquer perda de ancoragem ou perda de controlo rotacional do canino.

Alinhamento de dentes muito irregulares

Uma combinação de baixa fricção e de um encaixe total seguro é particularmente útil no alinhamento de dentes muito irregulares e na resolução de rotações severas, onde se espera que a capacidade do fio para se libertar da ligação e deslizar através dos brackets dos dentes rodados e adjacentes facilite significativamente o alinhamento (Fig. 35).

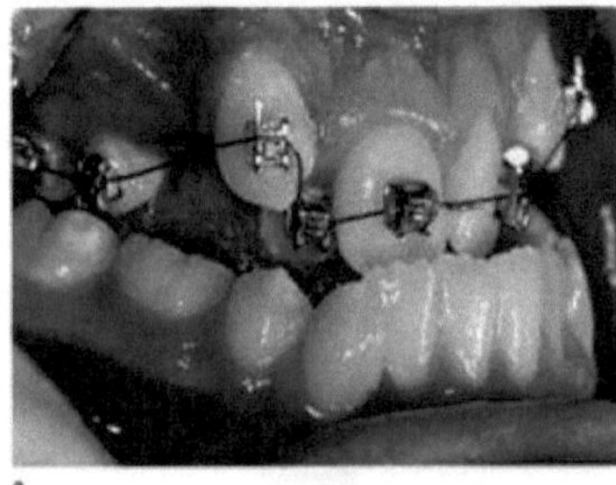

a

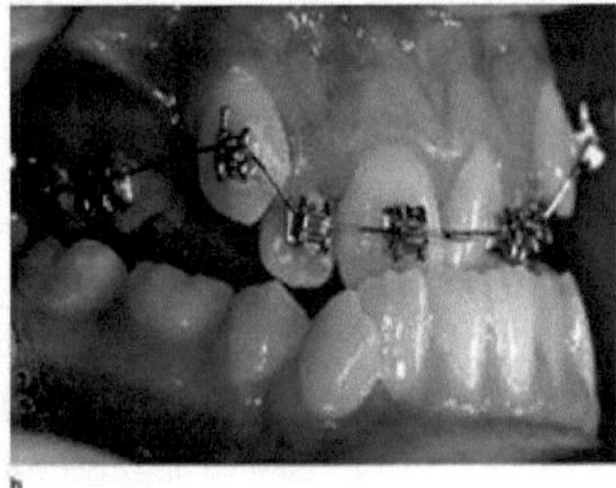

b

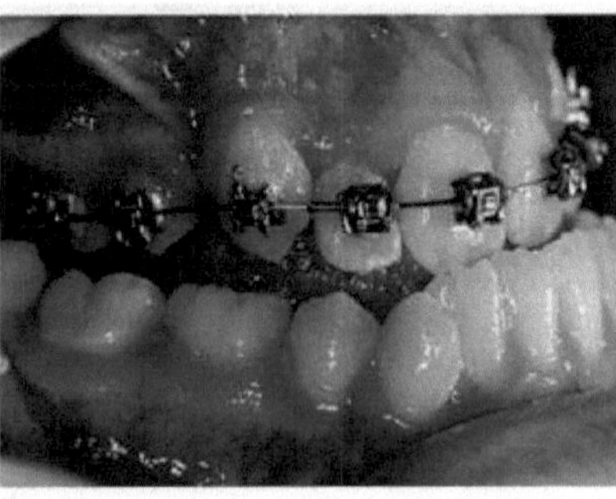

c

Fig. 35. (a-c) Alinhamento (predominantemente vertical) em duas visitas com braquetes Damon2 e fio 0.012". Observa-se muito pouco movimento vertical adverso dos incisivos centrais.

Esta relação entre fricção e desrotação foi descrita e quantificada por Koenig e Burstone[69] e as forças adversas potenciais mostraram ser muito grandes. A baixa fricção deve, portanto, facilitar o alinhamento rápido, enquanto o encaixe seguro do braquete permite o encaixe total e um bom controlo com dentes severamente deslocados (Fig. 36).

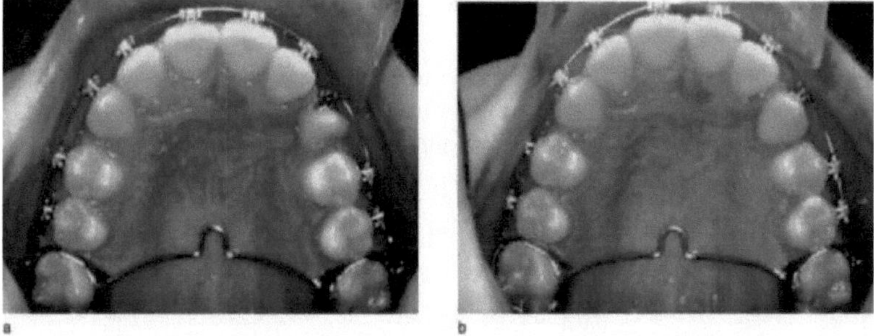

Fig. 36. (a, b) Uma visita de desratização de um canino superior com fio 0.012" e braquetes autoligáveis Ativa. O inevitável travamento inicial dos braquetes é capaz de liberar e passar o excesso de fio através dos braquetes adjacentes, à medida que o dente desratiza.

Sistema Damon

O Sistema Damon (Ormco Corp., 1332 South Lone Hill Ave., Glendora, CA 917400000) é um sistema de autoligadura passiva que foi originalmente introduzido em 1994. Desde então, tanto o suporte como a filosofia por detrás do sistema têm sofrido uma evolução contínua.[70]
O Dr. Dwight Damon, em 1996, falou sobre braquetes autoligáveis passivos e fios de cobre NiTi que podem fornecer uma força contínua ligeira. Ele falou sobre um sistema que envolve Baixa Fricção e Força Contínua Leve.

CAPÍTULO 5

A filosofia Damon

A filosofia de tratamento Damon baseia-se no conceito de fornecer apenas a força mínima ou limiar necessária para iniciar o movimento dentário. Isto é conseguido pelo Sistema Damon, uma combinação de autoligação passiva e fios de níquel-titânio superelásticos. Em conjunto, este sistema é suposto produzir um ambiente de baixa força e baixa fricção, que facilita um movimento dentário mais eficiente, assegurando que os dentes permanecem dentro de uma zona de força óptima durante todo o tratamento. Esta teoria baseia-se na premissa de que forças ortodônticas baixas ajudam a manter a patência dos vasos sanguíneos do ligamento periodontal e facilitam a remodelação celular máxima durante a movimentação dentária. Isso é amplamente consistente com o pensamento convencional; acredita-se que as forças ortodônticas leves são preferíveis devido à sua capacidade de induzir a reabsorção frontal, em vez de hialinização e reabsorção minada.[71]

Sistema dos Pilares de Damon

Destilando os pilares básicos da mecânica do tratamento com autoligadura passiva - como defendido pelo Dr. Dwight Damon - eles podem ser simplesmente reduzidos a quatro ideias básicas - que se aplicam igualmente a qualquer sistema autoligado passivo:

1. Binários de aperto variáveis do suporte
2. Desarticulação
3. Elásticos curtos (muito) leves e precoces
4. Formas de arco expandidas

Torques variáveis dos brackets: O Dr. Dwight Damon sempre enfatizou a necessidade de uma colagem precisa dos brackets desde o início, e cita-a frequentemente como um fator importante na progressão e sucesso do tratamento. O Dr. Tom Pitts prega: "Comece com o fim em mente". Levando isto um pouco mais longe, o Dr. Damon defende a utilização de prescrições de torque variável para dentes anteriores desde o início, de modo a maximizar a eficiência e a progressão suave do movimento dentário, com a noção básica de que isto ajuda a iniciar o movimento das raízes para as suas posições corrigidas o mais cedo possível e a mantê-las nessas posições corrigidas - ou sobrecorrigidas - durante o máximo de tempo possível durante o tratamento, melhorando assim as suas hipóteses de estabilidade pós-tratamento.

Esta seleção de torque começa na fase de planeamento do tratamento e depende do tipo de má oclusão a ser tratada, das inclinações individuais de dentes anteriores específicos e do tipo de mecânica e elásticos a serem utilizados durante o tratamento.[72]

Desarticulação: O segundo "pilar" está diretamente relacionado com a oclusão e a interdigitação da dentição. Para facilitar a movimentação dentária com as forças muito leves da fase inicial de alinhamento, recomenda-se "desarticular" a oclusão para minimizar as interdigitações que podem dificultar ou atrasar o alinhamento dentário.

Este "Bite Raising" é normalmente efectuado nos aspectos palatinos dos dentes anteriores superiores (casos de Classe II) ou inferiores (casos de Classe III com reverso sobre jato) em casos de mordida profunda de ângulo baixo. Isto ajuda a segurar/intrusão dos dentes anteriores e a maximizar a extrusão dos dentes posteriores, ajudando assim a corrigir a oclusão. Em casos de mordida aberta ou sobremordida reduzida de ângulo elevado, a elevação da mordida deve ser posicionada nas superfícies oclusais dos dentes posteriores, conforme necessário, pois isso ajuda a evitar ou minimizar a extrusão adicional durante o alinhamento.

Muitos praticantes de autoligadura de longa data demonstraram que é inteiramente possível obter excelentes resultados sem desarticulação em todos os casos. No entanto, a desarticulação desde o início é uma forma mais eficiente de atuar, uma vez que, se não for feita desde o início, muitas vezes acaba-se por realizar esta elevação da mordida em fases posteriores, especialmente na presença de mordidas cruzadas.[72]

Elásticos curtos, (muito) leves e precoces: Uma das mudanças mais intrigantes - e, de facto, mais ansiosas - em relação ao pensamento e à mecânica ortodôntica tradicional é o uso de elásticos logo na primeira consulta, com arcos leves, redondos e flexíveis de Níquel Titânio. A sabedoria convencional e o ensino da mecânica de tratamento com aparelhos pré-ajustados foram construídos com base na idéia de que os elásticos são usados nos estágios mais avançados do tratamento, uma vez que os arcos mais pesados e rígidos são alcançados, já que usá-los no início do tratamento com arcos de níquel titânio muito leves produziria todos os tipos de movimentos dentários indesejados, rotações e desequilíbrios oclusais em geral. Uma vez ultrapassado esse enorme bloqueio mental, este único "pilar" revelar-se-ia o ponto forte que o definiria. Uma pesquisa valiosa e única feita por Badawi H[73] no Canadá mostrou o efeito da distribuição de força em diferentes dentes ao longo da arcada dentária usando PSL e sistemas de braquetes convencionais. Nos sistemas PSL, o efeito de uma determinada força local não se estende além de um par de dentes de cada lado do local de aplicação, e mesmo assim, os efeitos foram mínimos. Em contraste, a distribuição de força nos aparelhos convencionais tem um efeito mais abrangente, chegando até os dentes do lado oposto da arcada; dessa forma, os movimentos dentários indesejados devido a qualquer aplicação de força são máximos na maior parte do tempo. Essa noção, quando estendida para o uso de elásticos leves iniciais, ajuda a explicar como o uso de tais forças leves, mesmo na primeira visita e em arcos flexíveis de Níquel-Titânio, não tem - em geral - um efeito prejudicial no resto da arcada. Pelo contrário, as forças leves parecem ajudar suavemente a guiar os dentes envolvidos à medida que se nivelam e alinham, sem sobrecarregar a musculatura circundante em qualquer medida mensurável. Clinicamente, parece haver uma validade clínica muito razoável para tais afirmações. O principal problema percetível enfrentado na fase de alinhamento é a correção incompleta - ou atrasada - das rotações, que se deve muito provavelmente ao aumento da "folga" entre os pequenos fios iniciais do arco e a ranhura de 0,022" do bracket Damon Q, onde o encaixe total contra a base da ranhura é inexistente devido à natureza da construção "passiva" do mecanismo de bloqueio. A correção rotacional completa não ocorre realmente até mais tarde no tratamento quando - pelo menos - um fio de arco retangular de 0.016 "x0.25" ou 0.018 "x0.25" está colocado. Isso provavelmente explica os achados de um estudo de Miles et al.[65] e outros que não mostraram nenhuma diferença estatística mensurável nas velocidades de alinhamento entre os aparelhos autoligáveis em geral e os aparelhos convencionais. Na verdade, alguns estudos observaram que o alinhamento foi realmente mais rápido com aparelhos convencionais em muitos casos.

Formas de arco expandidas: As tomografias de pacientes Damon provam de forma conclusiva que o Sistema Damon pode proporcionar uma adaptação lateral do arco, mantendo os dentes perfeitamente centrados no osso. Esta capacidade de alcançar o desenvolvimento transversal do arco ajuda a minimizar a necessidade de extracções de dentes e procedimentos invasivos, como expansores palatinos rápidos ou cirurgia.

A filosofia de tratamento orientada para a face do Damon System ajuda a converter o apinhamento anterior na adaptação posterior do osso, músculo e tecidos moles porque as forças mais baixas não dominam a musculatura labial. No tratamento convencional, são necessárias forças mais elevadas para mover os dentes, o que pode sobrecarregar a musculatura facial e empurrar a parte anterior para a frente. Mas com as forças leves do Damon System, ocorre um efeito de amortecimento labial, em que o músculo orbicularis oris impede que os incisivos se projetem para a frente. Como resultado, os dentes podem seguir o caminho de menor resistência, deslizando distal e lateralmente.

Este "poder do transverso" reflecte a pesquisa inicial conduzida pelo Dr. Robert Ricketts que mostra como o comprimento significativo da arcada pode ser alcançado através do ganho de largura lateral. Por exemplo, um ganho de 1 mm na largura da cúspide produz um aumento de 1 mm no comprimento da arcada. Um ganho de 4 mm na largura do molar produz um aumento de 1 mm no comprimento da arcada.

O Sistema Damon é uma combinação inovadora de brackets autoligáveis passivos, fios de alta tecnologia e protocolos de tratamento minimamente invasivos que funcionam em conjunto como um sistema de baixa fricção e baixa força. O resultado final é um desempenho clinicamente comprovado que inclui um tempo de tratamento mais rápido, menos consultas, maior conforto do paciente, resultados excepcionais e um desenvolvimento mais amplo da arcada com menos extracções, bem como uma menor dependência de RPEs ou cirurgia.

Uma crescente quantidade de literatura está a demonstrar que o Sistema Damon consegue a expansão da largura da arcada sem a necessidade de expansores palatinos rápidos. Um estudo comparativo efectuado por Mikulencak concluiu que o sistema Damon alcançou alterações clínica e estatisticamente significativas nas dimensões da largura da arcada nas áreas molar e pré-molar após o tratamento.[74] Ao comparar os resultados alcançados com o Sistema Damon com resultados publicados anteriormente de casos de RPE, o estudo conclui que não houve diferença observada na inclinação dos molares associada ao aumento da largura da arcada, demonstrando que os mesmos resultados podem ser alcançados com o Sistema Damon, muito menos invasivo.

Um estudo de Pandis et al investigou o alívio do apinhamento mandibular utilizando o Sistema Damon em comparação com aparelhos convencionais, bem como os efeitos dentários associados. Os casos tratados com o Sistema Damon mostraram um aumento estatisticamente maior da largura intermolar do que o grupo convencional.[75] Enquanto um aumento induzido pelo alinhamento na proclinação dos incisivos mandibulares foi observado em ambos os grupos de braquetes, nenhuma diferença na proclinação dos incisivos mandibulares foi encontrada entre os casos Damon e os braquetes convencionais.

O design do suporte Damon

O bracket Damon tem uma coisa em comum com todos os outros brackets disponíveis: é simplesmente uma ferramenta para alcançar os resultados de tratamento desejados. Os aspectos clínicos do bracket Damon são:

1. **Materiais -** A combinação de compósito transparente e componentes em aço inoxidável para o bracket permite obter a máxima estética durante o tratamento. Os bordos do bracket são arredondados para maximizar o conforto do paciente.
2. **Ranhura totalmente metálica -** A ranhura do bracket continua a ser um componente de aço inoxidável com quatro paredes para minimizar qualquer fricção com os arcos durante o movimento dos dentes.
3. **Mecanismo de deslizamento passivo -** O mecanismo de deslizamento metálico do suporte assegura o envolvimento total de cada fio e a expressão máxima das propriedades do fio. Sem um mecanismo ativo para prender/trancar o fio no lugar, a fricção é minimizada

dentro do sistema. A analogia de "conduzir na estrada com os travões ligados" é normalmente aplicada para melhorar a compreensão entre os sistemas de ligadura ativa e passiva.[76]

Sequência de fios do arco do sistema

Porquê usar a palavra "Sistema" quando se fala desta nova abordagem à ortodontia clínica? "Sistema" é a combinação de braquetes autoligáveis passivos e fios de alta tecnologia cuidadosamente selecionados para manter a força aplicada na "Zona de Força Óptima" em cada uma das quatro fases do tratamento. Estas quatro fases de tratamento incluem: Na fase inicial de fio redondo e leve de NiTi, os arcos são cuidadosamente selecionados para minimizar a ligação entre o "tubo" do bracket de ligadura passiva e o arco. Isto permite o deslizamento dos dentes e dos brackets ao longo do fio à medida que começam a nivelar e a alinhar. A ligação e a fricção num sistema mecânico convencional provêm da pressão da ligadura sobre o fio e do assentamento do fio de arco contra a base da ranhura. Existe também a ligação criada pela deflexão do fio contra os lados das ranhuras dos braquetes em casos de grande volume. Nos últimos anos, muitos clínicos começaram a colocar arcos rectangulares de NiTi de grandes dimensões com a intenção de controlar o torque para minimizar a descarga dos incisivos à medida que os dentes se nivelam e alinham.

Com o Sistema Damon, a intenção dos arcos redondos leves iniciais é aplicar apenas a força suficiente para estimular a atividade celular sem esmagar o fornecimento vascular no periodonto. Isto foi definido como permanecer na "Zona de Força Óptima" ou Biozona.[77]

Se a força apropriada é aplicada, os músculos da face e dos lábios dão um efeito de "para-choque labial" nos incisivos, minimizando a inclinação anterior. A intenção do arco inicial não é remover todas as rotações, mas alinhar os dentes e as ranhuras dos braquetes apenas o suficiente para passar para a segunda fase da progressão do arco. Isto é melhor conseguido aproveitando a vantagem de usar um arco de pequena dimensão no lúmen grande do braquete. Uma analogia desta fase do tratamento é um carro que é conduzido em ambos os lados de uma autoestrada em curva para endireitar as curvas da estrada. Este mesmo princípio de fio e tubo ajuda a minimizar a força e o atrito de ligação.

Em resumo:

- A fase inicial inicia a movimentação dentária, o controlo da rotação, o nivelamento, o alinhamento, a forma da arcada e prepara a segunda fase de sequenciação dos fios.
- A segunda fase, ou fase edgewise de alta tecnologia, é o "coração e a alma" do Sistema. Esta fase começa a trabalhar o torque, a angulação da raiz, os níveis, completa o controlo da rotação, continua o desenvolvimento da forma do arco, consolida o espaço nos segmentos anteriores e prepara para a terceira fase de sequenciação dos fios. É extremamente importante fazer um panorex e avaliar a posição da raiz e do braquete antes de prosseguir para a fase mecânica principal do tratamento.
- A terceira fase, ou fase mecânica principal do sequenciamento do arco, é a fase de trabalho do tratamento. Isso inclui o fechamento do espaço posterior, a correção dentária ântero-posterior e o ajuste das discrepâncias vestibulares. Os fios de aço inoxidável são usados principalmente para manter o controlo vertical e bucolingual durante esta fase mecânica principal do tratamento.
- A quarta fase é a fase de acabamento e detalhamento da sequência de fios. Se os ajustes e os requisitos de torque são mínimos, o arco de trabalho pode ser usado para completar o tratamento. Se forem necessárias dobras moderadas e torque, é fortemente recomendado o uso do TMA edgewise. Este arco suave torna o acabamento fácil tanto para o paciente como para

o clínico. Antes de detalhar as selecções de arcos, gostaríamos de enfatizar a enorme variável na resposta do paciente aos arcos recomendados. Os clínicos devem escolher os tamanhos dos arcos com muito cuidado e não apenas com base em "O que eu consigo colocar?" ou "Tolerância do paciente". Escolha o tamanho correto do arco e dê-lhe tempo para trabalhar.

SEQUÊNCIA DE FIOS DE ARCO PARA O SUPORTE 0,022:

i) Fase de fio redondo leve:

- 0.014 NiTi SE Fio de arco inicial. Iniciar a movimentação dentária, nivelamento, iniciar o desenvolvimento da forma do arco, preparar para o próximo arco. 0.016 NiTi SE usado ocasionalmente como segundo arco em casos de adultos severamente apinhados que não estão prontos para o arco da segunda fase.

ii) Fase de alta tecnologia de ponta a ponta:

- 0,016 x 0,025 NiTi SE. Colocado nas arcadas superiores e inferiores bem preparadas. Se este fio for demasiado difícil de encaixar, inserir 0,014 x 0,025 NiTi SE. Isto é extremamente importante.
- 0,014 x 0,025 NiTi SE. Um ótimo fio de transição. Utilizado extensivamente em arcadas inferiores com menor distância interbraquetes.
- 0.018 x 0.025 NiTi SE. Arco de acompanhamento se for usado 0.014 x 0.025 NiTi SE. Excelente fio para preparar a inserção do fio de transição de trabalho em aço inoxidável.
- 0,017 x 0,025 NiTi SE. Utilizado com 20° de torque anterior e curva inversa; excelente para o segundo fio da divisão 2. Se apenas for necessária uma intrusão, utilizar o mesmo tamanho de fio sem o binário na parte anterior.
- 0,019 x 0,025 NiTi SE. Utilizado com 20° de torque anterior e curva inversa. Excelente fio de acompanhamento em casos difíceis de divisão 2. Se apenas for necessária uma intrusão, utilizar o fio do mesmo tamanho sem binário na parte anterior.

iii) Fase principal da mecânica:

- 0.019 x 0.025 SS pré-postado. Excelente fio para manter a integridade da arcada. Durante a correção antero-posterior e o encerramento. Ótimo para manter a vertical anterior e a bucolingual posterior.
- 0.016 x 0.025 SS pré-colocado. Utilizado na arcada inferior quando se pretende uma maior folga. Arame de acabamento agradável na arcada inferior se todos os binários forem aceitáveis.

iv) Fase de acabamento:

- Na maioria dos casos, os arcos de trabalho são mantidos no lugar e usados para terminar o caso. Se for necessário dobrar ou torcer mais os arcos para terminar, os arcos TMA 0,019 x 0,025 ou 0,017 x 0,025 são excelentes escolhas.

CAPÍTULO 6

Seleção de suportes

Obter a inclinação correta dos dentes durante o tratamento ortodôntico sempre foi um desafio com aparelhos ortodônticos baseados no sistema edgewise. O sistema Damon oferece várias opções de torque para dentes incisivos e cúspides. Em geral, o torque selecionado em cada braquete deve ser concebido para sobre-corrigir a posição do dente.[78]

Suportes de binário elevado

Exemplos de onde os braquetes de binário elevado podem ser utilizados nos incisivos superiores são os seguintes:

- Casos de extração em que a mecânica de tratamento pode retroinclinar excessivamente os incisivos superiores;
- Maloclusões de Classe II Divisão 1 em que a mecânica de tratamento pode retroinclinar excessivamente os incisivos superiores; e
- Maloclusões de Classe II Divisão 2.

Exemplos de onde os suportes de binário elevado podem ser utilizados nas cúspides superiores são os seguintes:

- Casos de extração de primeiros pré-molares; e
- Casos em que as coroas das cúspides superiores estão inclinadas para o lado palatino.

Suportes de binário standard

Os brackets de torque padrão são utilizados quando a inclinação dos dentes é satisfatória antes do tratamento e a mecânica do tratamento não irá afetar negativamente as inclinações durante o tratamento.

Suportes de binário reduzido

Exemplos de onde os braquetes de baixo torque podem ser usados nos incisivos superiores são os seguintes:

- Incisivos superiores excessivamente inclinados;
- Incisivos superiores isolados com raízes posicionadas palatalmente (por exemplo, incisivo lateral superior no palato);
- Maloclusões em que a mecânica de tratamento pode resultar numa proclinação excessiva do incisivo superior;
- Apinhamento moderado e grave da arcada superior; e
- Casos de mordida aberta anterior com incisivos proclinados.

Exemplos de onde os braquetes de baixo torque podem ser usados nos incisivos inferiores são os seguintes:

- Casos em que é necessário controlar a proclinação dos incisivos inferiores, por exemplo, apinhamento extremo do segmento labial inferior, casos que utilizam elásticos de Classe II e corretores fixos de Classe II ligados aos brackets, tubos vestibulares ou arcos; e
- Incisivos inferiores colocados na língua.

Os brackets com valores de torque opcionais não devem ser usados como "conjuntos". O clínico deve estudar o caso cuidadosamente antes e selecionar individualmente o bracket com o torque correto para cada dente.

Binários selectivos

Como utilizar os binários selectivos para tratar casos em menos tempo e com mais controlo.

Uma das maiores vantagens da autoligadura passiva é manter o jogo no sistema mecânico durante todas as fases do tratamento. Tornou-se muito evidente que é indesejável assentar totalmente o arco contra a base do slot do arco durante o tratamento ortodôntico, com muito poucas exceções. Obviamente, é uma vantagem se a intenção do clínico é não mover os dentes ao longo do arco. Com a mecânica convencional e a autoligadura ativa, o arco é totalmente assentado contra a base do slot do braquete durante algumas ou todas as fases do tratamento. Essa ligação e fricção obviamente tornam o fechamento de espaços, nivelamento, mudanças na forma do arco, fechamento de mordidas abertas, e o acabamento, assentamento e detalhamento da oclusão muito mais desafiadores. Para melhor utilizar a vantagem clínica dos braquetes de autoligação passiva, é fortemente recomendado não exceder a dimensão do fio 0.019x0.025 num slot de braquete 0.022. Esta folga necessária permite 7° de folga de torque em ambas as direcções. A intenção de usar múltiplos torques de braquetes é para ajudar a manter o controle de torque enquanto mantém a folga no sistema mecânico. O impacto da utilização de binários selectivos é a redução dos tempos de tratamento através de um maior controlo do binário.

Exemplo:

Nos primeiros casos de extração de bicúspides, as cúspides superiores e inferiores têm tendência a inclinar-se para a língua à medida que o espaço é fechado. Para evitar a inclinação da coroa clínica, selecionar +7° de torque. Com 7° de torque entre um arco 0.019x0.025 e o slot 0.022, a posição da cúspide será mantida no 0° desejado, mantendo a raiz no osso medular e em excelente posição sem ter que dobrar o arco.

Prescrição de Damon

U1 - Incisivos centrais superiores

+12° Binário +5° Ponta 0° Rotação

- A prescrição de torque padrão selecionada quando os incisivos centrais estão em boa posição com requisitos mínimos para a mecânica de tratamento

+17° Binário +5° Ponta 0° Rotação

- Selecionado para casos da divisão 2
- Casos que necessitam de elásticos extensos da classe II - evita a perda de controlo do binário resultante do desgaste dos elásticos
- A maioria dos casos de extração para evitar a perda de controlo do binário ao retrair os dentes anteriores

+7° Binário +5° Ponta 0° Rotação

- Centrais que requerem uma verticalização extensiva
- Caso necessite de elásticos extensos da Classe III - evita a perda de controlo do binário resultante do desgaste dos elásticos
- Casos extremos de apinhamento combinados com o impulso anterior da língua ou o hábito do polegar - dedo
- Quando é necessário aumentar o comprimento da arcada e os incisivos têm uma angulação de torque quase normal

U2 - Incisivos laterais superiores

+8° Binário +9° Ponta 0° Rotação

- A prescrição de torque padrão selecionada quando os incisivos centrais estão em boa posição com requisitos mínimos para a mecânica de tratamento

+10° Binário +9° Ponta 0° Rotação

- Selecionado para casos da divisão 2

- Casos que necessitam de elásticos extensos da classe II - evita a perda de controlo do binário resultante do desgaste dos elásticos
- A maioria dos casos de extração para evitar a perda de controlo do binário ao retrair os dentes anteriores

+3° Binário +9° Ponta 0° Rotação

- Laterais que requerem uma verticalização extensiva
- Incisivos laterais bloqueados em mordida cruzada lingual que terão demasiado torque à medida que se deslocam para a posição normal
- Caso necessite de elásticos extensos da Classe III - evita a perda de controlo do binário resultante do desgaste dos elásticos
- Casos extremos de apinhamento combinados com o impulso anterior da língua ou o hábito do polegar - dedo
- Quando é necessário aumentar o comprimento da arcada e os incisivos têm uma angulação de torque quase normal

U3 - Cúspides superiores

0° Binário +6° Ponta 0° Rotação

- A prescrição de torque padrão selecionada quando as cúspides estão em boa posição ou inclinadas labialmente

+7° Binário +6° Ponta 0° Rotação

- Qualquer cúspide que necessite de verticalização coronal
- A maioria dos casos de extração que requerem o encerramento do primeiro espaço bicúspide - evita que a coroa do canino se incline para lingual durante o encerramento do espaço e ajuda a posicionar a raiz no osso medular e longe da placa cortical

U4&5 - Primeiro e segundo bicúspides superiores

- **7° de binário +2° de ponta 0° de rotação**
- A prescrição de torque padrão selecionada para todos os primeiros e segundos bicúspides superiores

U6 - Primeiro Molar Superior

- **9° Binário 0° Ponta 10° Rotação**
- A prescrição de torque padrão selecionada para todos os primeiros molares superiores

U7 - Segundo Molar Superior

- **9° de binário 0° de ponta 5° de rotação**

- A prescrição de torque padrão selecionada para todos os segundos molares superiores - este suporte de acentuação foi concebido para facilitar a inserção do fio

L1&2 - Incisivos centrais e laterais inferiores

- **1° Binário +2° Ponta 0° Rotação**
- A prescrição de torque padrão selecionada para todos os incisivos centrais e laterais inferiores com requisitos mínimos para a mecânica de tratamento
- A maioria dos casos de extração para evitar a perda de controlo do binário ao retrair os dentes anteriores
- **6° de binário +2° de ponta 0° de rotação**
- Aglomeração extrema no segmento anterior inferior
- Casos que necessitam de elásticos extensos de Classe II - evita a perda de controlo do torque resultante do desgaste dos elásticos (os músculos mentonianos e orbiculares também ajudam a controlar o torque dos anterossuperiores inferiores)
- Qualquer incisivo bloqueado lingualmente com a posição da raiz labial

- Casos que necessitam de um Herbst ligado ao arco

L3 - Cúspides inferiores

0° Binário +5° Ponta 0° Rotação

- A prescrição de torque padrão selecionada quando as cúspides estão em boa posição ou inclinadas labialmente

+ 7° de binário +5° de ponta 0° de rotação

- Qualquer cúspide que necessite de verticalização coronal
- A maioria dos casos de extração que requerem o encerramento do primeiro espaço bicúspide - evita que a coroa do canino se incline para lingual durante o encerramento do espaço e ajuda a posicionar a raiz no osso medular e longe da placa cortical

L4 - Primeiros Bicúspides Inferiores

- **12° de binário +2° de ponta 0° de rotação**
- A prescrição de torque padrão selecionada para todos os primeiros bicúspides inferiores

L5 - Segundo bicúspide inferior

- **17° Binário +2° Ponta 0° Rotação**
- A prescrição de torque padrão selecionada para todos os segundos bicúspides inferiores

L6 - Primeiros molares inferiores

- **30° Binário +2° Ponta 0° Rotação**
- A prescrição de torque padrão selecionada para todos os primeiros molares inferiores

L7 - Segundos molares inferiores

- **10° Binário 0° Ponta 5° Rotação**
- A prescrição de torque padrão selecionada para todos os segundos molares inferiores (os segundos molares requerem normalmente uma verticalização - utilizando um torque de -10° com 7° de tubo e jogo de arcos, termina o segundo molar a 17° ou 18°)

CAPÍTULO 7

Colocação do suporte Damon

Os brackets são colocados no centro da coroa clínica (Fig. 37):

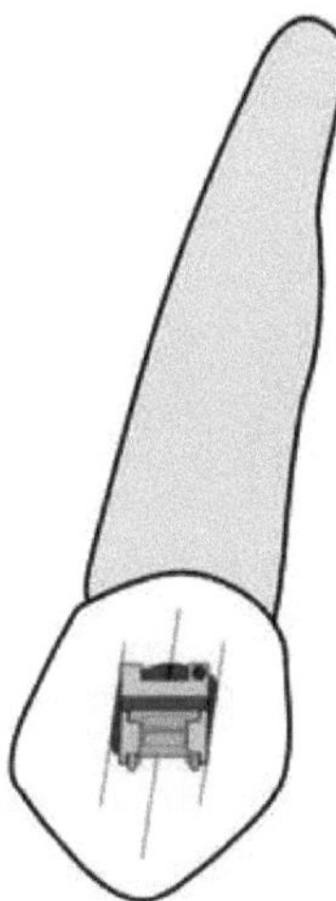

Fig. 37. Todas as medidas são da borda incisal do dente até o centro da ranhura do fio

Maxilar:

- U-1 4,75 mm
- U-2 4,50 mm
- U-3 5,00 mm
- U-4 4,50 mm
- U-5 4,25 mm

Mandibular:

- L-1 4,75 mm
- L-2 4,50 mm
- L-3 5,00 mm
- L-4 4,50 mm
- L-5 4,25 mm

Alturas de posicionamento do suporte (Fig. 38):

Maxilar Central= 5-6 mm a partir do bordo incisal
Maxilar Lateral= 4,5-5,5 mm a partir do bordo incisal
Cúspide maxilar= 4,5-5,5 mm a partir da incisal
borda

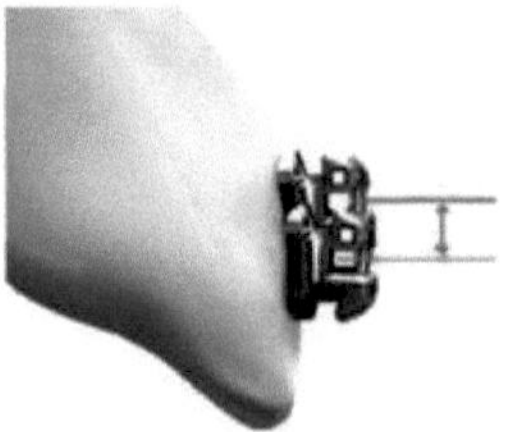

Fig. 38. Representação da zona verde

Posterior do maxilar Posição do suporte:

Primeiro pré-molar:

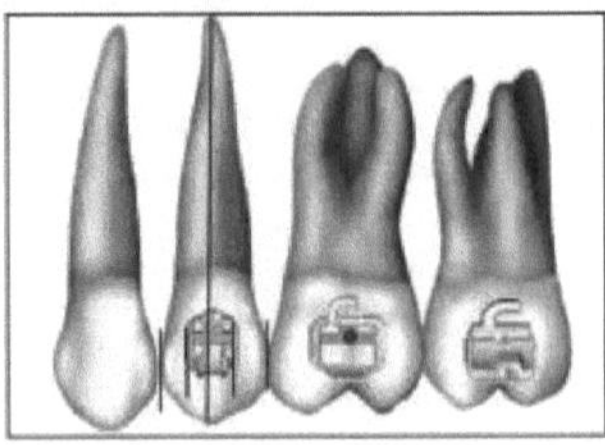

Fig. 39. Posicionamento do bracket do primeiro pré-molar superior

- Braquete ligeiramente gengival em relação ao segundo pré-molar, devido à anatomia mais vestibular da cúspide acima do bordo oclusal da almofada do braquete (Fig. 39).

Segundo pré-molar:

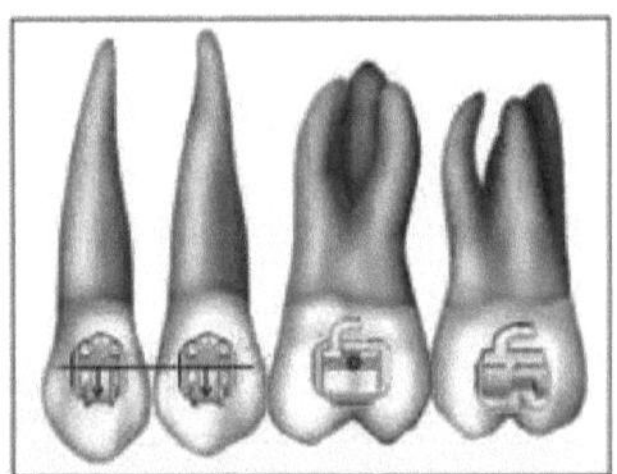

Fig. 40. Posicionamento do bracket do segundo pré-molar superior

- Posição do braquete com o ponto de encaixe no ponto FA ou próximo dele. Pode ser individualizado verticalmente para assegurar que a crista marginal distal é igual em altura à crista marginal mesial do primeiro molar (Fig. 40).

Primeiro molar:

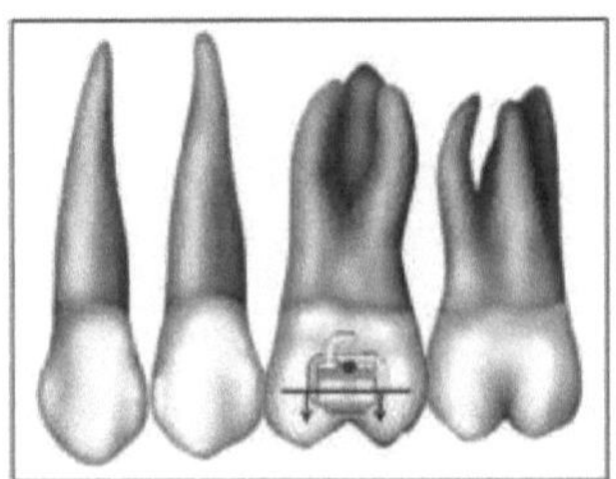

Fig. 41. Posicionamento do bracket do primeiro molar superior

• O ponto da ranhura do braquete coincide com o ponto FA. Quantidade igual de cúspides mesial e distal acima de uma linha tangente à borda incisal da almofada do braquete (Fig. 41).

Segundo molar:

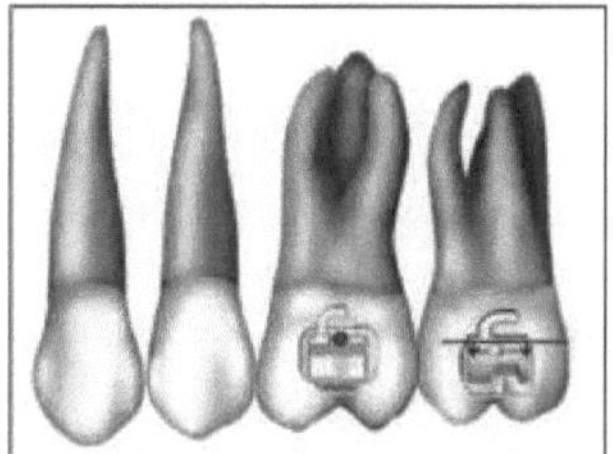

Fig. 42. Posicionamento do bracket do segundo molar superior

Ligeiramente oclusal ao primeiro molar (minimiza a hiper-oclusão e as prematuridades oclusais) (Fig. 42).

Posição do suporte posterior mandibular

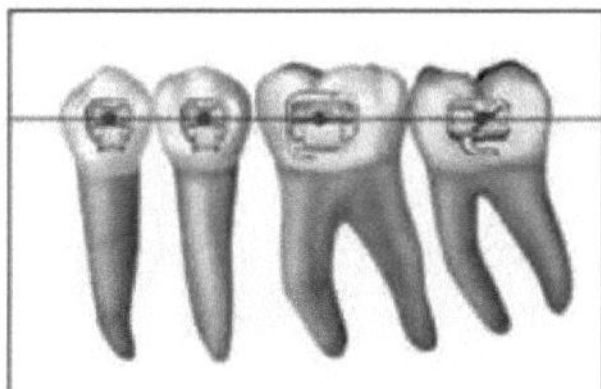

Fig. 43. Posicionamento do bracket dos Posteriores Mandibulares

• Os pontos de ranhura do suporte coincidem com os pontos FA. As cristas marginais alinham-se geralmente (Fig. 43).

Posição do suporte anterior mandibular

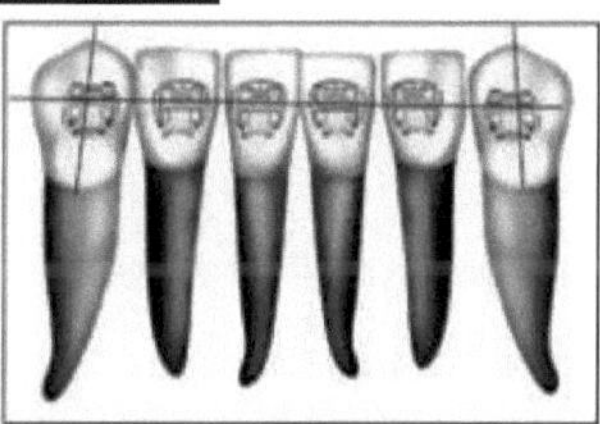

Fig. 44. Posicionamento do bracket dos Anteriores Mandibulares

• Os pontos das ranhuras dos braquetes coincidem com o ponto FA, com os braquetes dos caninos ligeiramente mesiais à altura do contorno (Fig. 44).

• Quando não existe atrito/desgaste significativo do esmalte, devem estar presentes quantidades iguais de esmalte acima das margens oclusais das almofadas dos brackets dos incisivos (Fig. 45).

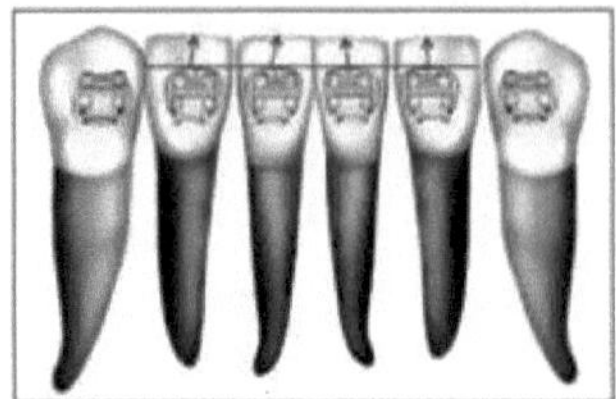

• Fig. 45. Posicionamento do bracket dos Incisivos Mandibulares

Quando não existe atrito/desgaste significativo do esmalte, devem estar presentes quantidades iguais de cúspides de canino acima dos limites oclusais das almofadas dos brackets (Fig. 46).

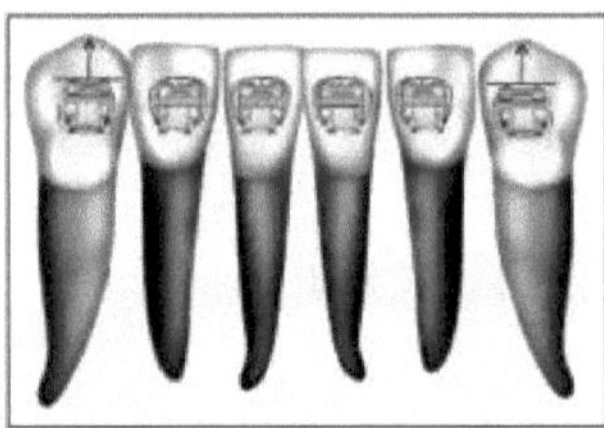

Fig. 46. Posicionamento do bracket dos caninos mandibulares

Para proteção do arco do sorriso, colocar os centros superiores 1 mm mais gengival do que os caninos superiores. De seguida, colocar a lateral entre a altura central e a altura do canino. (Fig. 47)

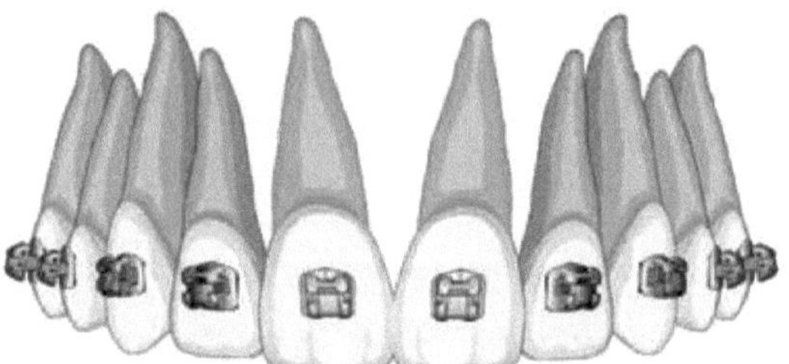

Fig. 47. O plano oclusal dá geralmente um belo "arco de sorriso"

Dicas de colocação:

- Os brackets superiores abrem incisalmente e os inferiores abrem gengivalmente.
- Concentre-se nas extremidades mesiodistais da almofada e nas bordas mesiodistais do dente. O tamanho reduzido do conjunto de braquete e lâmina permite-lhe visualizar mais da almofada.
- Verifique o Panorex quanto à posição correta da raiz antes da colocação do bracket. Coloque o aparelho Damon na mesma posição de altura que um sistema de braquetes tradicional, ou consulte as medidas recomendadas acima.
- Colocar o aparelho segundo o eixo longo da coroa e a linha de marcação do suporte.
- Assegurar que a ranhura interna e os componentes horizontais do bracket estão paralelos ao plano oclusal desejado. Isto é especialmente importante durante a colocação dos anterios inferiores.
- Utilizar um espelho bucal para facilitar a colocação.

- Os suportes Damon podem ser ligados direta ou indiretamente.

Evolução do suporte Damon

A conceção de um bracket com caraterísticas muito particulares marcou o início de uma etapa muito transcendental na história da Ortodontia Autoligada Passiva (PSO). Este dispositivo evoluiu desde a sua criação até aos dias de hoje, sempre impulsionado pela inovação tecnológica e biomecânica.

Suporte Damon SL

Este braquete foi lançado no mercado em 1996, o seu desenho era muito semelhante ao do braquete duplo, com a particularidade de ter uma portinhola vestibular, na qual foram fixados entalhes para facilitar o seu deslizamento (abertura/fecho). A desvantagem deste desenho é que era necessária uma maior força para abrir a portinhola, o que, com a ajuda de um grampo especial, podia afetar a adesão do bracket ao esmalte e fazer com que este se soltasse (Fig. 48).

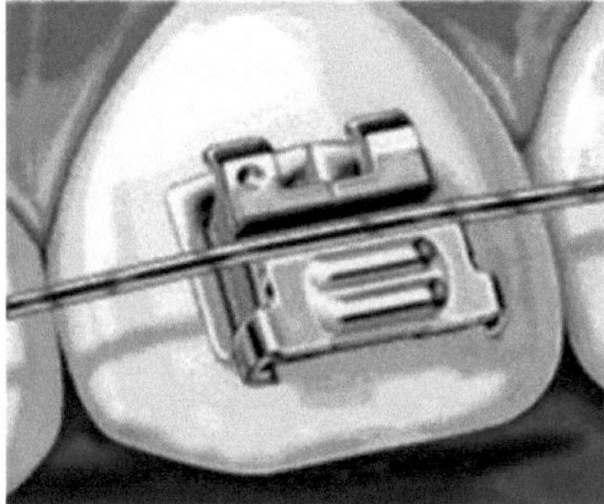

Fig. 48. Suporte Damon SL

Suporte Damon 2

No ano de 2001, surgiu a consola Damon 2 (D2). Em comparação com o Damon SL, não houve grandes alterações no sistema de abertura, apenas se considerou fazer um design menos ostensivo para a abertura, mas preservando o princípio de colocar entalhes no portão e usar um instrumento especial para o abrir (Fig. 49).

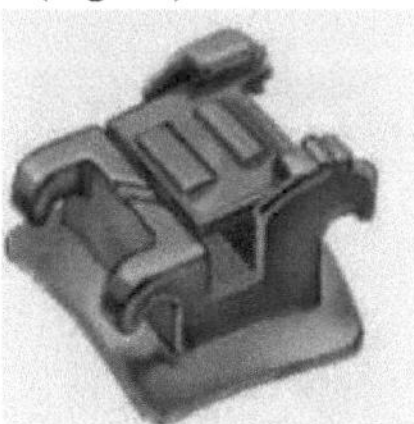

Fig. 49. Suporte Damon 2

Suporte Damon 3

Em 2004 houve uma grande mudança no design dos braquetes Damon com o aparecimento do braquete Damon 3. Este tipo de bracket já contemplava aspectos semi-estéticos, pois uma parte dele era feita de um material transparente, e a abertura do sistema foi modificada consideravelmente, eliminando as ranhuras na portinhola e colocando uma perfuração para melhor controlo da abertura (Fig. 50). No entanto, essa perfuração acabou se tornando uma desvantagem, devido ao acúmulo de placa dentobacteriana (PDB) e dificultando o sistema de abertura.

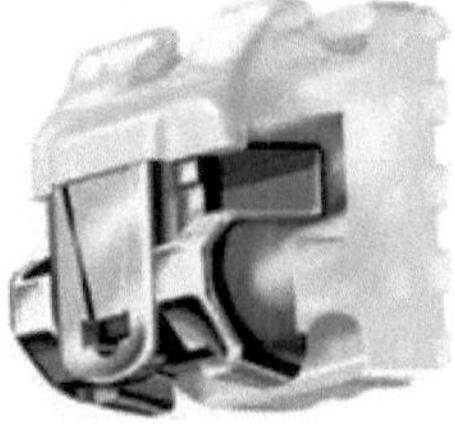

Fig. 50. Suporte Damon 3

Suporte Damon 3MX

Este novo design de braquete, lançado no mercado em 2005, manteve o mesmo mecanismo de abertura do braquete Damon 3, só que a única coisa que o diferenciava deste é o facto de ser todo em metal (Fig. 51).

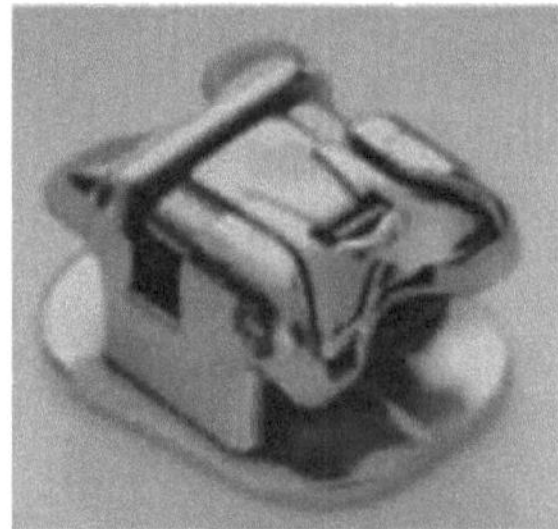

Fig. 51. Suporte Damon 3MX

Suporte Damon Q[79]

Só em 2008 é que surgiu o bracket Damon Q, com uma revolução total no seu design e tecnologia (Fig. 52). O sistema de abertura é muito mais fácil, e juntamente com o desenvolvimento do torque seletivo que há anos implementou esta filosofia nos tratamentos ortodônticos, esta caraterística biomecânica tem proporcionado um melhor resultado clínico.

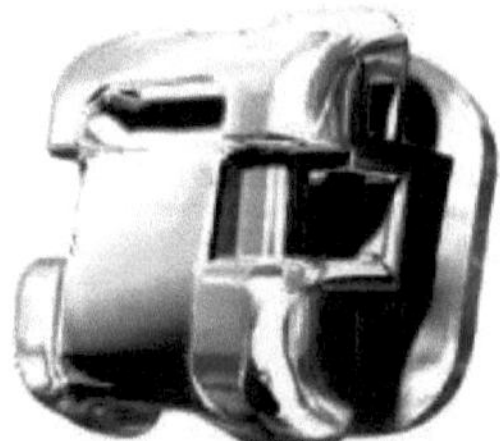

Fig. 52. Suporte Damon Q

O Damon Q é uma parte essencial do Sistema Damon, uma combinação comprovada de brackets autoligáveis passivos, arcos de alta tecnologia e protocolos de tratamento minimamente invasivos concebidos como um sistema de baixa fricção com benefícios que vão para além de dentes direitos. Com o Sistema Damon, os médicos são capazes de empregar uma mecânica simplificada e orientada para o rosto para proporcionar a experiência de tratamento que os pacientes apreciam - belos sorrisos largos em menos tempo, com menos visitas ao consultório e maior conforto.

Fiabilidade e durabilidade

- Quatro paredes sólidas com profundidade de ranhura optimizada facilitam um melhor controlo da rotação e um movimento rápido e de baixa fricção dos dentes para um acabamento superior (Fig. 53).

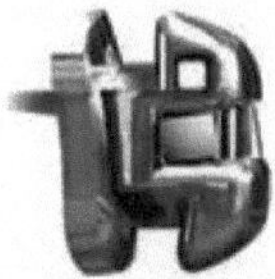

Fig. 53.

- A construção moldada por injeção de metal 17-4 em aço inoxidável proporciona uma resistência e durabilidade excepcionais.

Eficiência e precisão

- As ranhuras auxiliares horizontais e verticais proporcionam uma maior versatilidade para o tratamento que envolve cúspides altas, laterais bloqueadas e muito mais.
- O gabarito de posicionamento amovível, o bracket e a almofada em forma de losango e a linha de marcação vertical guiam a colocação precisa do bracket para melhorar o arco do sorriso (Fig. 54).

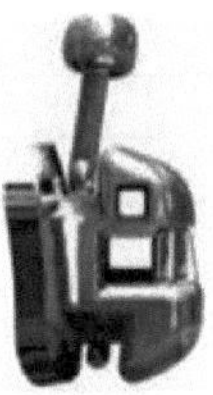

Fig. 54.

•

Facilidade de utilização

- A inovadora corrediça SpinTek com bordo de ataque lingual chanfrado facilita o fecho da corrediça e o encaixe do fio em todas as fases do tratamento (Fig. 55).

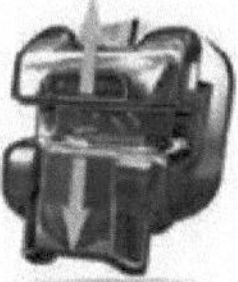

Fig. 55.

•

- A corrediça SpinTek requer apenas uma torção para abrir, transferindo forças recíprocas para o bracket - e não para o dente - para uma ligação mais rápida alterações e maior conforto para o doente.
- Os suportes de autoligação activos exercem até 1,34 kg de força unidirecional durante a abertura da lâmina. Mas o escorrega SpinTek da Damon Q dispersa as forças em direcções opostas para uma força líquida de 0 kg - mesmo apesar da acumulação de cálculos.

Damon Q Bracket Prescription

MAXILLARY	Tipo	Binário	Angulação	Rotação
Central	Baixa	+2°	+5°	0°
Central	Padrão	+15°	+5°	0°
Central	Super	+22°	+5°	0°
Lateral	Baixa	-5°	+9°	0°
Lateral	Padrão	+6°	+9°	0°
Lateral	Super	+13°	+9°	0°
Cúspide	Baixa	-9°	+5°	0°
Cúspide	Padrão	+7°	+5°	0°
Cúspide	Super	+11°	+5°	0°
Bicúspide		-11°	+2°	0°
1st MolarSnapLink Tube		-18°	0°	+12°
2nd Molar- Tubo de titânio		-27°	0°	+6°
MANDIBULAR	**Tipo**	**Binário**	**Angulação**	**Rotação**
Central	Baixa	-11°	+2°	0°
Central	Padrão	-3°	+2°	0°
Lateral	Baixa	-11°	+4°	0°
Lateral	Padrão	-3°	+4°	0°
Cúspide	Baixa	0°	+5°	0°
Cúspide	Padrão	+7°	+5°	0°
Cúspide	Super	+13°	+5°	0°
1st Bicúspide	Padrão	-12°	+4°	0°
1st Bicúspide	Super	-5°	+4°	0°
2nd Bicúspide		-17°	+4°	0°
1st MolarSnapLink Tube		-28°	+2°	+2°
2nd Molar- Tubo de titânio		-10°	0°	+5°

Identificação do suporte:

Os pontos de identificação coloridos estão situados nas anilhas de cada suporte (Fig. 56). Um D.I. permanente

A marcação (Sistema Internacional) também está moldada na base da ranhura.

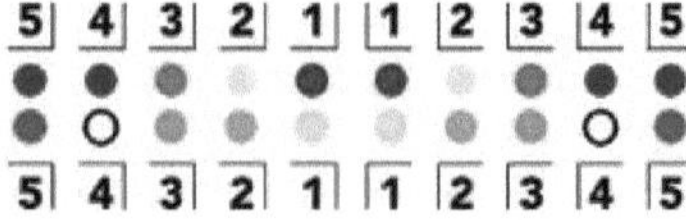

Torque Value Identification

Green: Low Torque **Blue:** Standard Torque **Red:** Super Torque

Damon Q (3-3) - Color-coded positioning gauges.

All Damon brackets - Slot base marking, plus (+) = super torque, minus (-) = low torque.

Identificação do valor de binário

Verde: Binário baixo **Azul:** Torque padrão **Vermelho:** Super Torque

Damon Q (3-3) - Indicadores de posicionamento com código de cores.

Todos os suportes Damon - Marcação da base da ranhura, mais (+) = binário super, menos (-) = binário baixo.

Fig. 56. Identificação do suporte para Damon Q

Suporte Damon Clear

Não podia faltar o design totalmente estético deste aparelho versátil, moderno e tecnológico. O bracket Damon Clear surgiu em 2009, sendo uma versão semelhante em design ao Damon Q, apenas com a particularidade de ser feito inteiramente de um material 100% estético (Fig.57).

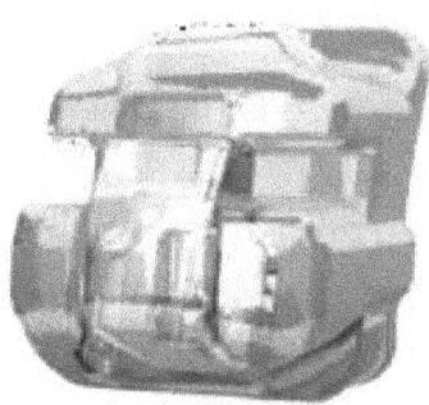

Fig. 57. Suporte Damon Clear

Suporte Damon Clear 2[80]

O Damon Clear 2, introduzido em 2014, combina as propriedades da tecnologia de autoligado passivo de baixa fricção com a estética que os pacientes preocupados com a imagem exigem. O resultado é um aparelho cristalino que vai além de todas as expectativas estéticas e funcionais (Fig. 58).

Resultado e estética:

- Braquetes de autoligação passiva totalmente estéticos, com um design inigualável.
- O material de alumina policristalina (PCA) é resistente a manchas de café, mostarda, vinho tinto e outros agentes.
- Elimina a necessidade de elastómeros, que mancham e acumulam bactérias durante o tratamento.
- Tecnologia avançada de auto-ligação passiva com baixa força de ligação, minimizando resistência à fricção para um movimento dentário mais eficiente.

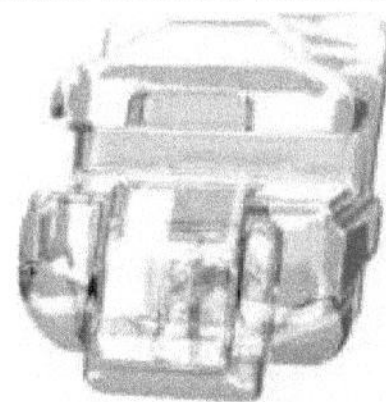

Fig. 58. Suporte Damon Clear 2

Força reforçada:

- Construção robusta com corrediça fortificada, canal da janela e tirantes para uma resistência e durabilidade excepcionais.
- Quatro paredes sólidas permitem uma expressão eficaz do binário e um controlo da

rotação para um acabamento meticuloso.

Conforto:

- Contornos suaves e arredondados para um conforto excecional do paciente.
- Design de base personalizado com almofada patenteada gravada a laser para uma força de ligação óptima e máxima fiabilidade.
- Suportes opcionais com ganchos de contorno discretos para elásticos e outros auxiliares.
- Experiência de descolagem rápida e confortável para os pacientes quando se utiliza o instrumento de descolagem Damon Clear. Não é necessária a remoção do flash com uma broca ou raspador.

Colocação precisa do suporte:

- Gabarito de posicionamento amovível com entalhe de raspagem e suportes e almofadas em forma de losango para melhorar o arco do sorriso.
- Os indicadores de posicionamento codificados por cores nos suportes (3-3) indicam os valores de binário.

Eficiência comprovada:

- Damon Clear 2 é o culminar de um esforço de desenvolvimento abrangente que envolveu vários estudos in vivo em vários locais, investigação universitária de terceiros e testes de conceção extensivos.
- Do ponto de vista do controlo do torque e da rotação, bem como da fiabilidade da ligação e do conforto do paciente, Damon Clear 2 oferece vantagens em relação a outros aparelhos estéticos, sejam eles autoligáveis ou sistemas duplos.

Protocolo de ligação:

- Damon Clear foi concebido para ser utilizado com os arcos calibrados por força da Ormco para uma movimentação dentária rápida e eficiente. Para um ótimo desempenho e fiabilidade, deve ser utilizada a mecânica Damon e a sequência de arcos adequada.

Damon Clear e Damon Clear 2 Bracket Prescription

Dente	Binário	Angulação	Rotação	Tipo de suporte
		MAXILLARY		
Central	+2°	+5°	0°	Baixa
Central	+15°	+5°	0°	Padrão
Central	+22°	+5°	0°	Elevado
Lateral	-5°	+9°	0°	Baixa
Lateral	+6°	+9°	0°	Padrão
Lateral	+13°	+9°	0°	Elevado
Cúspide	+7°	+5°	0°	Padrão
Gancho Cúspide	+7°	+5°	0°	Padrão
Gancho Cúspide	+11°	+5°	0°	Elevado
Bicúspide	-11°	+2°	0°	Padrão
Bicúspide	-11°	+2°	0°	Padrão

MANDIBULAR

Dente	Binário	Angulação	Rotação	Tipo de suporte
Central	-3°	+2°	0°	Padrão
Lateral	-3°	+4°	0°	Padrão
Cúspide	+7°	+5°	0°	Padrão

Identificação do suporte:

Os pontos de identificação coloridos estão situados nos tirantes de cada suporte (Fig. 59). Um ponto de identificação

A marcação I.D. (Sistema Internacional) também está moldada na base da ranhura.

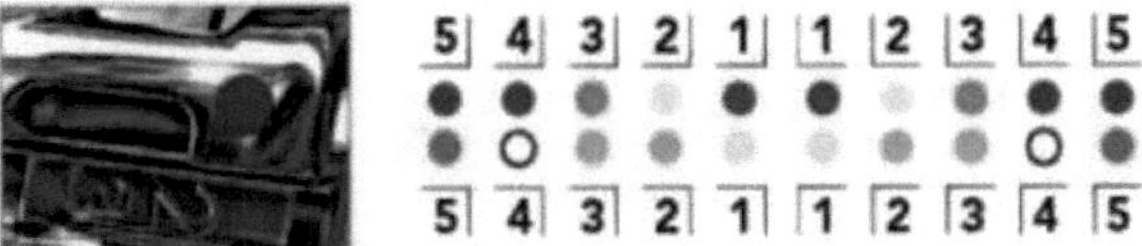

Identificação do valor de binário

Verde: Binário baixo Azul: Binário padrão Vermelho: Binário elevado

Todos os suportes Damon - Marcação da base da ranhura, mais (+) = binário elevado, menos (-) = binário baixo

Fig. 59. Identificação do suporte para Damon Clear 2

Tubos bucais

Dente	Binário	Angulação	Rotação
MAXILLARY			
1st Molar- SnapLink Tube	-18°	0°	+12°
1st Molar- Accent Mini Tubo	-18°	0°	+12°
2nd Molar- Accent Mini Tubo	-27°	0°	+6°
2nd Molar- Tubo de titânio	-27°	0°	+6°
MANDIBULAR			
1st Molar- SnapLink Tube	-28°	+2°	+2°
1st Molar- Accent Mini Tubo	-28°	0°	+10°
2nd Molar- Accent Mini Tubo	-10°	0°	0°
2nd Molar- Tubo de titânio	-10°	0°	+5°

Suporte Damon Q2[81]

A ranhura de precisão refinada do Damon Q2 proporciona uma melhoria de mais de 2x na rotação

controlo para uma precisão e previsibilidade óptimas - proporcionando aos médicos a versatilidade para

ajudam a tratar eficazmente todos os casos com a mecânica simplificada (Fig. 60).

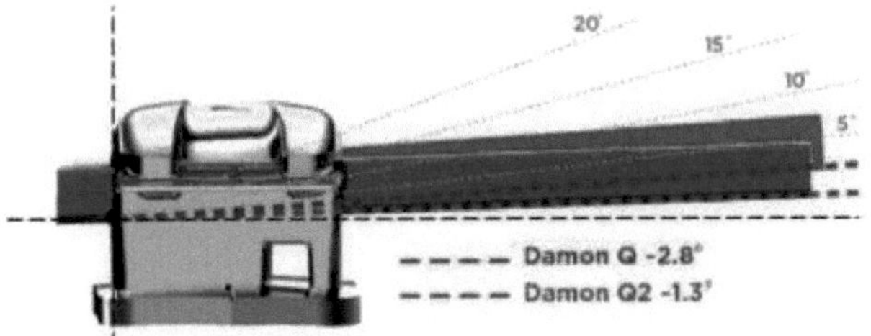

Fig. 60. Melhoria da conceção do suporte Damon Q2

Desempenho previsível:
Prescrição modificada para brackets de torque standard superior, central e lateral, concebida para proporcionar um tratamento previsível e eficiente (Fig. 61).

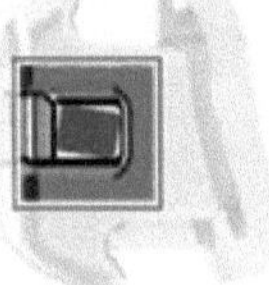

Fig. 61.

Posicionamento simplificado:

A nova linha de traço vertical, juntamente com a almofada em forma de losango, ajuda a orientar a colocação do bracket pretendido (Fig. 62).

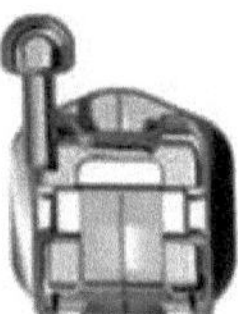

Fig. 62.

Versatilidade melhorada:

O design da asa de amarração proporciona uma ampla área sob a asa de amarração para melhor acomodar todas as correntes de força, elásticos, ligaduras de aço e auxiliares para versatilidade do tratamento (Fig. 63).

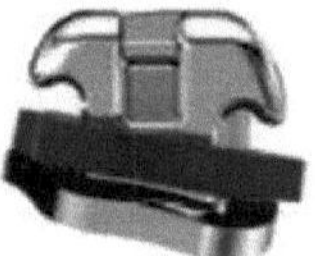

Fig. 63.

Novo gancho de encaixe concebido para proporcionar uma maior resistência à flexão e durabilidade com os elásticos e auxiliares da Ormco (Fig. 64).

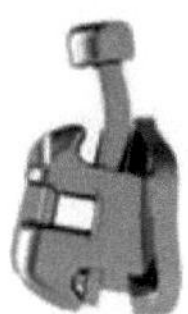

Fig. 64.

Fiável e duradouro:

Base do suporte com malha de calibre 80 concebida para uma força de ligação fiável durante todo o tratamento e uma experiência de descolagem previsível. O aparelho de aço inoxidável 17-4 moldado por injeção proporciona uma resistência e durabilidade excepcionais durante o tratamento (Fig. 65).

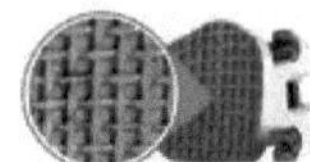

Fig. 65.

Fiável e duradouro:
Base do suporte com malha de calibre 80 concebida para uma força de ligação fiável durante todo o tratamento e uma experiência de descolagem previsível. O aparelho de aço inoxidável 17-4 moldado por injeção proporciona uma resistência e durabilidade excepcionais durante o tratamento (Fig. 65).

Prescrição de suportes Damon Q2

MAXILLARY	Tipo	Binário	Angulação	Rotação
Central	Baixa	+2°	+5°	0°
Central	Padrão	+12°	+5°	0°
Central	Elevado	+22°	+5°	0°
Lateral	Baixa	-5°	+9°	0°
Lateral	Padrão	+8°	+9°	0°
Lateral	Elevado	+13°	+9°	0°
Cúspide	Baixa	-9°	+5°	0°
Cúspide	Padrão	+7°	+5°	0°
Cúspide	Elevado	+11°	+5°	0°
Bicúspide		-11°	+2°	0°
MANDIBULAR	**Tipo**	**Binário**	**Angulação**	**Rotação**
Central	Baixa	-11°	+2°	0°
Central	Padrão/baixo	-6°	+2°	0°

Central	Padrão	-3°	+2°	0°
Lateral	Baixa	-11°	+4°	0°
Lateral	Padrão/baixo	-6°	+4°	0°
Lateral	Padrão	-3°	+4°	0°
Cúspide	Baixa	0°	+5°	0°
Cúspide	Padrão	+7°	+5°	0°
Cúspide	Elevado	+13°	+5°	0°
1st Bicúspide	Padrão	-12°	+4°	0°
1st Bicúspide	Elevado	-5°	+4°	0°
2nd Bicúspide		-17°	+4°	0°

Tubos bucais

Dente	Binário	Angulação	Rotação
MAXILLA]		RY	
1st Molar- SnapLink Tube	-18°	0°	+12°
1st Molar- SL Tubo bucal	-18°	0°	+12°
1st Molar- Accent Mini Tubo	-18°	0°	+12°
2nd Molar- Accent Mini Tubo	-27°	0°	+6°
2nd Molar- Tubo de titânio	-27°	0°	+6°
2nd Molar- Tubo Damon	-27°	0°	+10°
MANDIBULAR			
1st Molar- SnapLink Tube	-28°	+2°	+2°
1st Molar- SL Tubo bucal	-28°	+2°	+2°
1st Molar- Accent Mini Tubo	-28°	0°	+10°
2nd Molar- Accent Mini Tubo	-10°	0°	0°
2nd Molar- Tubo de titânio	-10°	0°	+5°

Identificação do suporte:

Os pontos de identificação a cores estão situados nas asas de cada suporte (Fig. 66). Uma marca de identificação permanente (sistema ISO internacional) é também moldada na ranhura de inserção do Spintek.

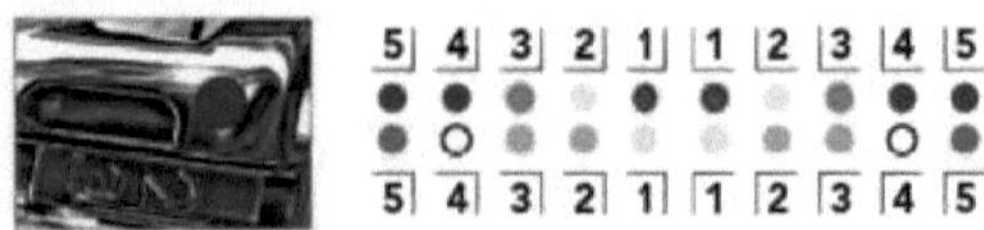

Fig. 66. Identificação do suporte para Damon Q2

Suporte Damon Ultima[82]

Os brackets e fios de autoligação passiva tradicionais têm uma folga significativa, resultando num controlo deficiente, ajustes manuais e tempo de tratamento prolongado.

O sistema Damon Ultima é o primeiro sistema ortodôntico de expressão total concebido para um acabamento mais rápido e preciso. Foi completamente redesenhado para eliminar virtualmente a folga para um controlo preciso da rotação, angulação e torque (Fig. 67).

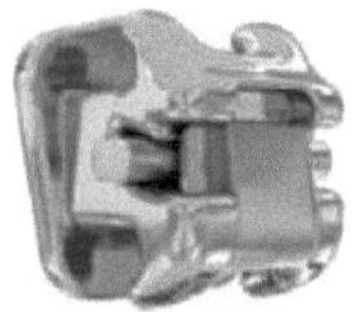

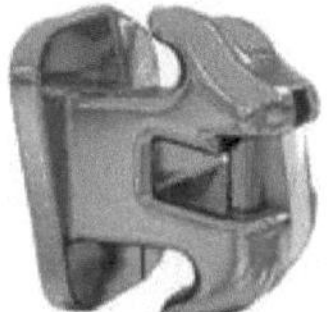

Fig. 67. Suporte Damon Ultima

O sistema integrado elimina praticamente a folga:

O Damon Ultima System foi concebido com um fio retangular de lado redondo patenteado e uma ranhura em forma de paralelogramo para proporcionar um encaixe direto nos pontos de contacto verticais e horizontais (Fig. 68).

TRADITIONAL PSL
Excessive play resulting in poor control

DAMON ULTIMA SYSTEM
Four contact points for precise control of rotation, angulation, and torque

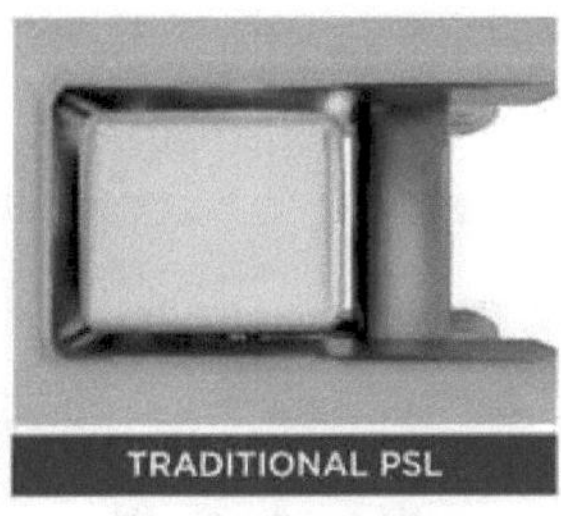

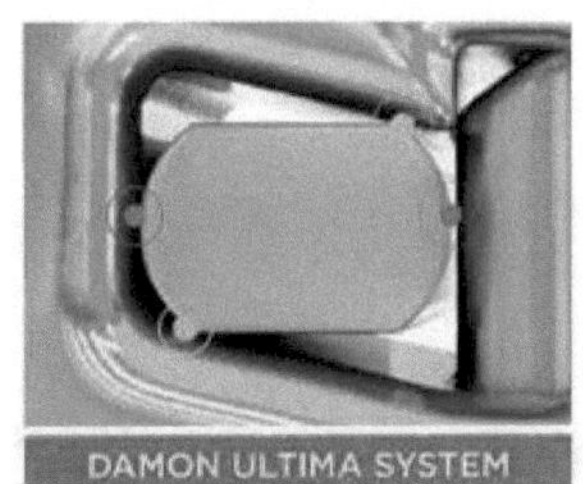

Fig. 68. Diferença entre o braquete autoligável passivo tradicional e o Damon Ultima suporte

Controlo preciso da rotação, da angulação e do binário:

Consegue um controlo mais precoce com rotações completadas no primeiro fio retangular redondo Damon Ultima e uma expressão completa com o segundo fio Damon Ultima com forças mais leves.

Rotação:

O encaixe do fio Damon Ultima nos pontos de contacto horizontais permite um controlo mais rápido da rotação (Fig. 68).

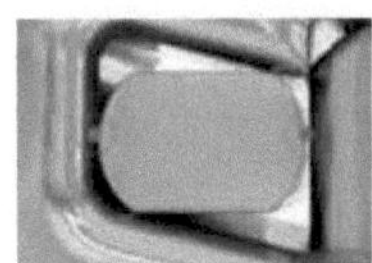

Fig. 68.

Angulação:

A angulação é então resolvida mais cedo com contactos verticais (Fig. 69).

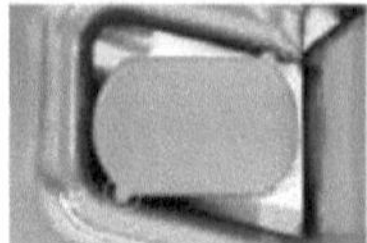

Fig. 69.

Binário:

O engate nos pontos de contacto verticais permite o controlo do binário e a expressão total da prescrição com forças mais leves (Fig. 70).

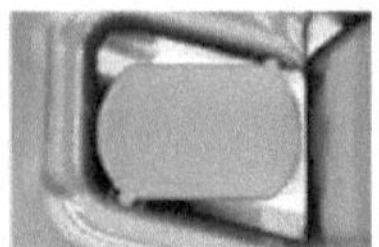

Fig. 70.

Progressão típica do fio (Fig. 71):

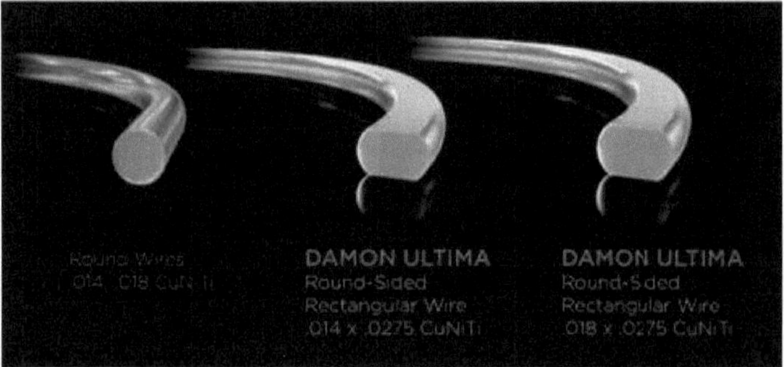

Fig. 71. Progressão do fio Damon Ultima

Opções de suporte Retrocline e Procline para um melhor controlo do binário:

Os suportes são concebidos a partir do ponto central da ranhura para se alinharem com o ponto FA para
exprimem o binário desejado e permitem uma colocação mais fácil e mais precisa (Fig. 72).

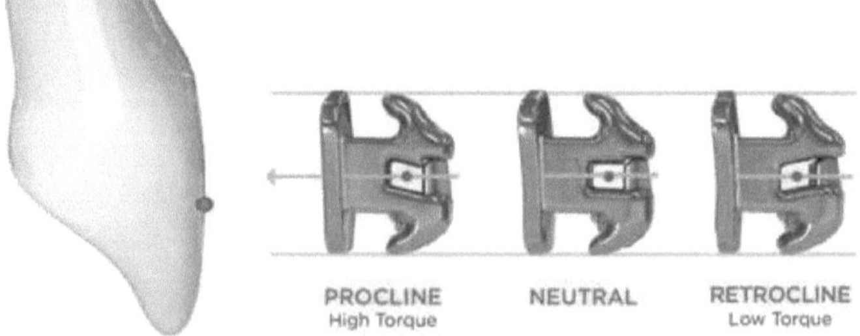

Fig. 72. Binários de suporte no sistema Damon Ultima

Opções adicionais de arcos para controlo do torque:
Tamanhos maiores disponíveis em:

- 0,019 X 0,0275, 0,020 X 0,0275, 0,021 X 0,0275 e em CuNiTi, TMA e SS
- 0,016 X 0,0275 SS disponíveis para o desafio transversal e de nivelamento (Fig. 73).

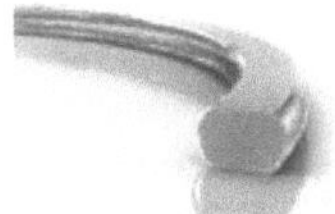

Fig. 73.

Caraterísticas melhoradas - Fácil, cómodo e fiável:

- A asa de ligação completamente redesenhada melhora a capacidade de engatar e ligar a cadeia C (Fig. 74).

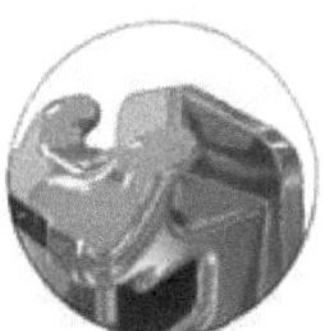

Fig. 74.

- Conceção de porta fácil de abrir e fechar com forças recíprocas reduzidas e feedback tátil. Porta de suporte e fio concebidos para reduzir a interferência do fecho da porta (Fig. 75).

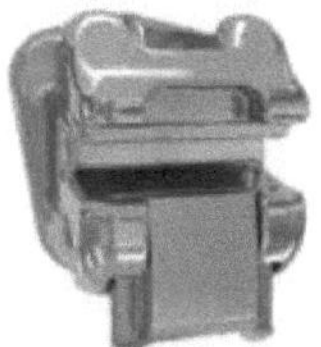

Fig. 75.

- Asas de ancoragem mais suaves concebidas para um melhor conforto do paciente e uma interferência oclusal mínima (Fig. 76).

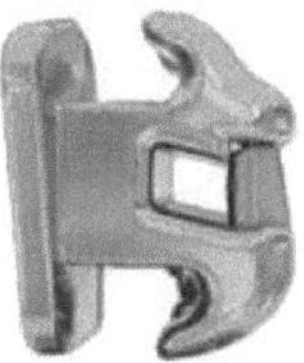

Fig. 76.

- A almofada em forma de romboide e a linha de marcação melhorada ajudam a orientar a colocação do bracket (Fig. 77).

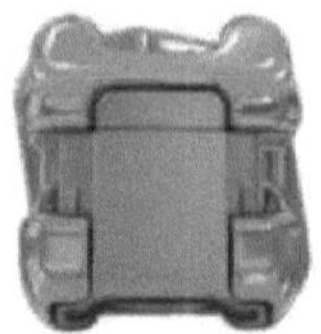

Fig. 77.

- Base do bracket com malha de calibre 80 concebida para uma força de ligação fiável durante todo o tratamento e uma experiência de descolagem previsível (Fig. 78).

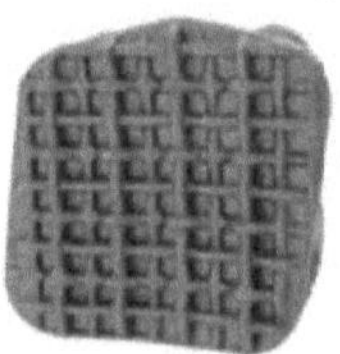

Fig. 78.

- A ranhura vertical permite a colocação conveniente de ganchos de encaixe concebidos para serem duráveis com os elásticos e auxiliares da Ormco (Fig. 79).

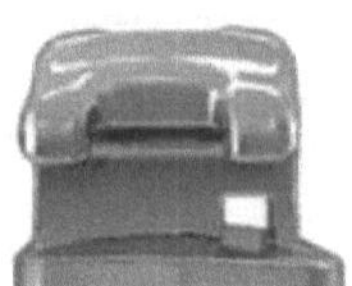

Fig. 79.

Damon Ultima Bracket Prescription

MAXILAR	DESCRIÇÃO
Central Neutro	U1L Damon Ultima 0,022 +7/5/0 TQ neutro U1R Damon Ultima 0,022 +7/5/0 TQ neutro
Retroclina central	U1L Damon Ultima 0,022 Retroclina TQ U1R Damon Ultima 0,022 Retroclina TQ
Proclina central	U1L Damon Ultima 0,022 Procline TQ U1R Damon Ultima 0,022 Procline TQ
Lateral Neutro	U2L Damon Ultima 0,022 +3/9/0 Neutro TQ U2R Damon Ultima 0,022 +3/9/0 Neutro TQ
Retroclina lateral	U2L Damon Ultima 0,022 Retroclina TQ U2R Damon Ultima 0,022 Retrocline TQ
Proclina lateral	U2L Damon Ultima 0,022 Procline TQ U2R Damon Ultima 0,022 Procline TQ
Cúspide neutra	U3L Damon Ultima 0,022 -2/5/0 TQ neutro U3R Damon Ultima 0,022 -2/5/0 Neutro TQ
Retroclina Cúspide	U3L Damon Ultima 0,022 Retroclina TQ U3R Damon Ultima 0,022 Retroclina TQ
Cúspide Proclina	U3L Damon Ultima 0,022 Procline TQ U3R Damon Ultima 0,022 Procline TQ
Bicúspide (Universal)	U4&5L Damon Ultima 0,022 -4/2/0 Neutro TQ

Neutro	U4&5R Damon Ultima 0,022 -4/2/0 Neutro TQ

MANDIBULAR	DESCRIÇÃO
Neutro Central	L1L Damon Ultima 0,022 -1/2/0 Neutro L1R Damon Ultima 0,022 -1/2/0 Neutro
Retroclina central	L1L Damon Ultima 0,022 Retrocline TQ L1R Damon Ultima 0,022 Retrocline TQ
Proclina central	L1L Damon Ultima 0,022 Procline TQ L1R Damon Ultima 0,022 Procline TQ
Lateral Neutro	L2L Damon Ultima 0,022 -1/4/0 Neutro TQ L2R Damon Ultima 0,022 -1/4/0 TQ neutro
Retroclina lateral	L2L Damon Ultima 0,022 Retrocline TQ
	L2R Damon Ultima 0,022 Retrocline TQ
Proclina lateral	L2L Damon Ultima 0,022 Procline TQ L2R Damon Ultima 0,022 Procline TQ
Cúspide neutra	L3L Damon Ultima 0,022 -3/5/0 Neutro TQ L3R Damon Ultima 0,022 -3/5/0 Neutro TQ
Retroclina Cúspide	L3L Damon Ultima 0,022 Retrocline TQ L3R Damon Ultima 0,022 Retrocline TQ
Cúspide Proclina	L3L Damon Ultima 0,022 Procline TQ L3R Damon Ultima 0,022 Procline TQ
1st Bicúspide Neutro	L4L Damon Ultima 0,022 -12/4/0 Neutro TQ L4R Damon Ultima 0,022 -12/4/0 Neutro TQ
2nd Bicúspide Neutro	L5L Damon Ultima 0,022 -17/4/0 Neutro TQ L5R Damon Ultima 0,022 -17/4/0 Neutro TQ

Conclusão

A quarta parede móvel de qualquer braquete autoligável, quer seja ativo ou passivo, é o que transforma a ranhura num tubo. Estudos demonstraram que os braquetes autoligáveis têm uma redução significativa do atrito quando comparados com os designs de braquetes tradicionais. Este tipo de redução de fricção pode ajudar a reduzir a duração total do tratamento, particularmente em casos de extração, quando é utilizada a mecânica de deslizamento para transladar o dente. De acordo com vários autores, a utilização de braquetes autoligáveis pode poupar uma quantidade significativa de tempo de cadeira aquando da mudança de arcos e encurtar os tempos de tratamento em cerca de quatro meses. Em conjunto, estes elementos resultam numa poupança de custos significativa.

Uma incidência semelhante foi relatada por assistentes ortodônticos e higienistas. De todas as lesões clínicas sofridas pelos ortodontistas, a lesão percutânea[83] no polegar ou no dedo indicador durante a troca de fios é responsável por 57,9% dos casos. A autoligadura diminui o risco desses ferimentos para a equipe e para o ortodontista, bem como a possibilidade de transmissão do HIV, HBV ou HCV. Além disso, protege o paciente de possíveis infecções e cortes nos tecidos moles causados pelas extremidades irregulares das ligaduras de aço. Para além de apresentarem uma taxa rápida de deterioração e deformação, as ligaduras elastoméricas estão frequentemente associadas a uma higiene oral inadequada. Os braquetes autoligáveis podem melhorar muito a limpeza do paciente, eliminando as ligaduras (e, em certos modelos, os anéis de fixação e outros tipos de armadilhas para alimentos).

Os braquetes autoligáveis também podem ser superiores aos aparelhos convencionais no tratamento de pacientes com complicações, como a hemofilia[84] , tecido gengival inchado devido à respiração bucal persistente e tecido periodontalmente comprometido.

Existem outras áreas menos óbvias de consideração fiscal. Porque as mudanças de fio com braquetes autoligados requerem instrumentação mínima, há normalmente menos instrumentos para comprar do que com braquetes convencionais. Isto significa menos ciclos de esterilização e uma redução subsequente nos custos de esterilização. Combinado com a eliminação de fio ou ligaduras elastoméricas do inventário, estas poupanças mais do que compensam a diferença de preço entre braquetes ligados e autoligados.

Além disso, o caso da remoção e engate do fio permite que os sistemas sem ligaduras sejam classificados como ortodontia "a duas mãos", em vez da técnica "a quatro mãos" que tem sido tradicionalmente exigida, especialmente com ligaduras de aço inoxidável. Isto permite que os assistentes de consultório realizem outras tarefas essenciais, fortalecendo assim a prática e reduzindo a necessidade de pessoal adicional. Com os salários do pessoal a representarem 18-20% do rendimento bruto dos ortodontistas[85] , a poupança de custos pode ser substancial.

À medida que mais clínicas ortodônticas adotam o conceito de autoligadura, está se tornando evidente que as ligaduras de aço inoxidável e elastoméricas serão, eventualmente, tão ultrapassadas quanto as ligaduras completas são hoje. Considerando as vantagens dos braquetes autoligáveis para o clínico, a equipe e o paciente, eles podem muito bem se tornar os sistemas de aparelhos "convencionais" do século 21st .[86]

Referências

1. Fleming PS, DiBiase AT, Lee RT. Aparelhos autoligáveis: evolução ou revolução? Aust Orthod J. 2008;24(1):41-9.
2. Ambashikar V R, Kangane S K, Joshi Y S, Warpe S R, Chandak S B, Choure M S, Self-ligating brackets from the past to the last- A complete over-view part I. IP Indian J Orthod Dentofacial Res. 2022;8(1):12-22.
3. Fortini A, Lupoli M, Cacciafesta V. Um novo sistema de ligadura de baixo atrito. J Clin Orthod. 2005;39(8):464-70.
4. Shivapuja PK, Berger J. Um estudo comparativo dos sistemas de braquetes de ligadura convencional e de ligadura automática. Am J Orthod Dentofacial Orthop. 1994;106(5):472-80.
5. Harradine NW. Braquetes autoligáveis e eficiência do tratamento. Clin Orthod Res. 2001;4(4):220-7.
6. Stolzenberg J. O acessório Russell e as suas vantagens melhoradas. Int J Orthod Dent Child. 1935 1;21(9):837-40.
7. Hanson GH. O sistema SPEED: um relatório sobre o desenvolvimento de um novo aparelho edgewise. Am J Orthod. 1980;78(3):243-65.
8. Drescher D, Bourauel C, Schumacher HA. Forças de fricção entre o braquete e o fio do arco. Am J Orthod Dentofacial Orthop. 1989;96(5):397-404.
9. Maijer R, Smith DC. Economia de tempo com braquetes autoligáveis. J Clin Orthod. 1990;24(1):29-31.
10. Berger JL. A influência do design autoligável do braquete SPEED nos níveis de força na movimentação dentária: um estudo comparativo in vitro. Am J Orthod Dentofacial Orthop. 1990;97(3):219-28.
11. Berger JL. Substituição do grampo de mola do aparelho SPEED. J Clin Orthod. 1994;28(10):583-6.
12. Sims AP, Waters NE, Birnie DJ. Uma comparação das forças necessárias para produzir movimento dentário ex vivo através de três tipos de braquetes pré-ajustados quando submetidos a determinados valores de ponta ou torque. Br J Orthod. 1994;21(4):367-73.
13. Berger JL. O aparelho SPEED: uma atualização de 14 anos sobre este mecanismo ortodôntico autoligado único. Am J Orthod Dentofacial Orthop. 1994;105(3):217-23.
14. Taylor NG, Ison K. Resistência de atrito entre braquetes ortodônticos e fios nos segmentos vestibulares. Angle Orthod. 1996;66(3):215-22.
15. Harradine NW, Birnie DJ. A utilização clínica dos braquetes autoligáveis Ativa. Am J Orthod Dentofacial Orthop. 1996;109(3):319-28.
16. Voudouris JC. Mecanismos edgewise interactivos: comparação da forma e função com brackets edgewise convencionais. Am J Orthod Dentofacial Orthop. 1997;111(2):119-40.
17. Voudouris JC. Sete princípios clínicos dos mecanismos gémeos interactivos. J Clin Orthod. 1997;31(1):55-65.
18. Pizzoni L, Ravnholt G, Melsen B. Forças de fricção relacionadas com os brackets autoligáveis. Eur J Orthod. 1998;20(3):283-91.
19. Damon DH. O bracket de baixo atrito Damon: um sistema de fio reto biologicamente compatível. J Clin Orthod. 1998;32(11):670-80.
20. Thomas S, Sherriff M, Birnie D. Um estudo comparativo in vitro das caraterísticas de fricção de dois tipos de braquetes autoligáveis e dois tipos de braquetes edgewise pré-

ajustados, atados com ligaduras elastoméricas. Eur J Orthod. 1998;20(5):589- 96.
21. Loftus BP, Artun J, Nicholls JI, Alonzo TA, Stoner JA. Avaliação do atrito durante o movimento dentário deslizante em várias combinações de braquetes e arcos. Am J Orthod Dentofacial Orthop. 1999;116(3):336-45.
22. Hanson GH. O slot auxiliar do braquete SPEED. J Clin Orthod. 1999;33(6):318-21.
23. Berger J. A autoligadura no ano 2000. J Clin Orthod. 2000;34(2):74-81.
24. Thorstenson GA, Kusy RP. Comparação da resistência ao deslizamento entre diferentes braquetes autoligáveis com angulação de segunda ordem nos estados seco e com saliva. Am J Orthod Dentofacial Orthop. 2002;121(5):472-82.
25. Macchi A, Tagliabue A, Levrini L, Trezzi G. Braquetes linguais autoligáveis Philippe. J Clin Orthod. 2002;36(1):42-5.
26. Cacciafesta V, Sfondrini MF, Ricciardi A, Scribante A, Klersy C, Auricchio F. Avaliação do atrito de braquetes autoligáveis de aço inoxidável e estéticos em várias combinações de braquetes e fios. Am J Orthod Dentofacial Orthop. 2003;124(4):395-402.
27. Turnbull NR, Birnie DJ. Eficiência de tratamento de braquetes convencionais versus autoligáveis: efeitos do tamanho e material do fio. Am J Orthod Dentofacial Orthop. 2007;131(3):395-9.
28. Scott P, DiBiase AT, Sherriff M, Cobourne MT. Eficiência de alinhamento dos sistemas de braquetes ortodônticos autoligáveis Damon3 e convencionais: um ensaio clínico randomizado. Am J Orthod Dentofacial Orthop. 2008;134(4):470.e1-8.
29. Pellegrini P, Sauerwein R, Finlayson T, McLeod J, Covell DA Jr, Maier T, Machida CA. Retenção de placa por braquetes ortodônticos autoligáveis vs. elastoméricos: comparação quantitativa de bactérias orais e deteção com bioluminescência impulsionada por adenosina trifosfato. Am J Orthod Dentofacial Orthop. 2009;135(4):426.e1-9.
30. Rai S, Tikku T, Khanna R, Maurya RP, Verma S, Shirvastava K. Vários métodos de ligaduras. IP Indian J. Orthod. Dentofac. Res. 2019;5(1):5-10.
31. Sharma N, Shrivastav S, Kamble RH, Hazarey PV, Sharma P. Ligadura (aparelhos pré-ajustados de borda) simplificada em Ortodontia: Education Pearls. Int J Dent Med Spec. 2014;1(2):25-26.
32. Nakhaei S, Agahi RH, Aminian A, Rezaeizadeh M. Descoloração e degradação da força de ligaduras elastoméricas ortodônticas. Dental Press J Orthod. 2017;22(2):45-54.
33. Hocevar RA. Técnica ortodôntica totalmente individualizada determinada pelo diagnóstico de Begg-edgewise: fundamentos, descrição e racionalidade. Am J Orthod. 1985;88(1):31-46.
34. Harradine N. A história e o desenvolvimento dos braquetes autoligáveis. Semin Orthod. 2008;14(1):5-18.
35. James L, Rajasekaran UB, Xavier HR, Joseph B. Self-Ligating Brackets in Orthodontics- A Narrative Review. J Sci Dent. 20208;8(2):51-7.
36. Taloumis LJ, Smith TM, Hondrum SO, Lorton L. Decaimento da força e deformação de ligaduras elastoméricas ortodônticas. Am J Orthod Dentofacial Orthop. 1997;111(1):1- 11.
37. Turkkahraman H, Sayin MO, Bozkurt FY, Yetkin Z, Kaya S, Onal S. Técnicas de ligadura de arcos, colonização microbiana e estado periodontal em pacientes tratados ortodonticamente. Angle Orthod. 2005;75(2):231-6.
38. Pandis N, Polychronopoulou A, Eliades T. Braquetes autoligáveis activos ou passivos? Um ensaio aleatório controlado de eficiência comparativa na resolução do apinhamento maxilar anterior em adolescentes. Am J Orthod Dentofacial Orthop. 2010;137(1):12.e1-6.

39. Gandini P, Orsi L, Bertoncini C, Massironi S, Franchi L. Forças de fricção in vitro geradas por três métodos de ligadura diferentes. Angle Orthod. 2008;78(5):917-21.
40. Quinn RS, Yoshikawa DK. Uma reavaliação da magnitude da força em ortodontia. Am J Orthod. 1985;88(3):252-60.
41. Rinchuse DJ, Miles PG. Braquetes autoligáveis: presente e futuro. Am J Orthod Dentofacial Orthop. 2007;132(2):216-22.
42. Harradine NW. Braquetes autoligáveis: onde estamos agora? J Orthod. 2003;30(3):262-73.
43. Thorstenson GA, Kusy RP. Efeito do tamanho e material do fio na resistência ao deslizamento de braquetes autoligáveis com angulação de segunda ordem no estado seco. Am J Orthod Dentofacial Orthop. 2002;122(3):295-305.
44. Badawi HM, Toogood RW, Carey JP, Heo G, Major PW. Expressão de torque de braquetes autoligáveis. Am J Orthod Dentofacial Orthop. 2008;133(5):721-8.
45. Pandis N, Bourauel C, Eliades T. Alterações na rigidez do mecanismo de ligação em brackets autoligáveis activos recuperados. Am J Orthod Dentofacial Orthop. 2007;132(6):834-7.
46. Pillai AR, Gangadharan A, Kumar S, Shah A. Comparação da resistência à fricção entre o fio e diferentes sistemas de braquetes: Um estudo in vitro. J Pharm Bioallied Sci. 2014;6(Suppl 1):S150-5.
47. Gottlieb EL, Wildman AJ, Hice TL, Lang HM, Lee IF, Strauch EC Jr. O braquete Edgelok. J Clin Orthod. 1972;6(11):613-23.
48. Sonawane N, Miglani A, Puri A, Sharma N, Garg C. Avaliação de braquetes autoligáveis. TMU J Dent. 2019;6(1):12-15.
49. Baxi S, Tripathi AA, Bhatia V, Prasad Dubey M, Kumar P, Bagde H. Sistemas de braquetes autoligáveis: Uma revisão abrangente. Cureus. 2023;15(9):e44834.
50. Damon DH. A fundamentação, evolução e aplicação clínica do braquete autoligado. Clin Orthod Res. 1998;1(1):52-61.
51. Mathur P, Tandon R, Chandra P, Dhingra R, Singh P. Braquetes autoligáveis: do passado ao presente. IP Indian J. Orthod. Dentofac. Res. 2021;7(3):216-222.
52. Sharath Kumar Shetty et al. Auto-Ligadura em Ortodontia: Uma Revisão da Literatura. Sch J Dent Sci. 2020;7(12):211-221.
53. Kakadiya A, Tandon R, Azam A, Kulshrestha R, Bhardwaj M. Recent advancements in orthodontic brackets-a review. IP Indian J. Orthod. Dentofac. Res. 2017;3(3):129-35.
54. Geron S. Braquetes autoligáveis em ortodontia lingual. Semin Orthod. 2008;14(1):64-72.
55. Trevisi H, Bergstrand F. O sistema de aparelhos autoligáveis smart clip. Semin Orthod. 2008; 14:87-100.
56. Khatri JM, Sawant SS, Naidu NR, Vispute SS, Patankar KA. Uma atualização sobre brackets ortodônticos - Uma revisão. Int J Orthod Rehabil. 2020;11:136-144.
57. Chethan CM, Sharma R, Arora A, Hari GG, Momin M, Kumar P. Estudo dos brackets ortodônticos: Um estudo de revisão. J Adv Med Dent Sci Res. 2022;1;10(8):32-8.
58. Singh RA, Ahuja S, Gupta S, Bhambri E, Singh P, Sharma R. Suportes autoligáveis: A Review. Int Healthcare Res J. 2017;1(1):7-12.
59. B. Krishna Vamshi et. al. Auto-ligação em ortodontia - Uma breve revisão. IOSR J Dent Med Sci. 2014;20(03),13-19.
60. Saini P, Sharma H, Kalha AS, Chandna AK. A evidência atual e as implicações da ortodontia lingual. J Indian Orthod Soc. 2016;50:S4-9.

61. Mundhada VV, Jadhav VV, Reche A. A Review on Orthodontic Brackets and Their Application in Clinical Orthodontics. Cureus. 2023 7;15(10):e46615.
62. Forsberg C, Brattstrom V, Malmberg E, Nord CE. Fios de ligadura e anéis elastoméricos: dois métodos de ligadura, e a sua associação com a colonização microbiana de Streptococcus mutans e lactobacilos. Eur J Orthod. 1991; 13: 416-420.
63. Scott P, Sherriff M, Dibiase AT, Cobourne MT. Perceção de desconforto durante o alinhamento ortodôntico inicial dos dentes utilizando um sistema de braquetes autoligáveis ou convencionais: um ensaio clínico randomizado. Eur J Orthod. 2008;30(3):227-32.
64. Fleming PS, Dibiase AT, Sarri G, Lee RT. Experiência de dor durante o alinhamento inicial com um sistema de aparelhos ortodônticos fixos autoligáveis e convencionais. Um ensaio clínico controlado e randomizado. Angle Orthod. 2009;79(1):46-50.
65. Miles PG, Weyant RJ, Rustveld L. Um ensaio clínico de Damon 2 vs brackets gémeos convencionais durante o alinhamento inicial. Angle Orthod. 2006;76(3):480-5.
66. Matasa CG. A forma dos braquetes influencia o atrito. Orthod Mater Inside. 2001;13:2-5.
67. Pilon JJ, Kuijpers-Jagtman AM, Maltha JC. Magnitude das forças ortodônticas e taxa de movimentação dentária corporal. Um estudo experimental. Am J Orthod Dentofacial Orthop. 1996;110(1):16-23.
68. Rajcich MM, Sadowsky C. Eficácia da mecânica intra-arco utilizando momentos diferenciais para obter o controlo da ancoragem em casos de extração. Am J Orthod Dentofacial Orthop. 1997;112(4):441-8.
69. Koenig HA, Burstone CJ. Sistemas de força de um arco ideal - considerações sobre grandes deflexões. Angle Orthod. 1989;59(1):11-6.
70. Birnie, D.J.: O sistema de aparelhos autoligáveis passivos Damon, Semin Orthod. 2008;14:19-35.
71. Agarwal P, Pandey S, Misra V, Ansari A, Sharma H. Sistema de braquetes autoligáveis Damon: uma revisão. TMU J Dent. 2017;4(4):149-152.
72. Shadi S. Os 3 pilares da autoligação passiva ortodôntica. Adv Dent & Oral Health. 2016; 2(3): 555589.
73. Badawi HM, Toogood RW, Carey JP, Heo G, Major PW. Medições tridimensionais da força ortodôntica. Am J Orthod Dentofacial Orthop. 2009;136(4):518-28.
74. Mikulencak D. Uma comparação da largura da arcada maxilar e das alterações da inclinação dos molares entre a expansão rápida da maxila e o aparelho fixo versus o sistema Damon. Am J Orthod Dentofacial Orthop. 2007;132:562.
75. Pandis N, Polychronopoulou A, Eliades T. Braquetes autoligáveis vs convencionais no tratamento do apinhamento mandibular: Um ensaio clínico prospetivo da duração do tratamento e dos efeitos dentários. Am J Orthod Dentofacial Orthop. 2007;132(2):208- 215.
76. www.dentalcompare.com/Featured-Articles/2206-Advances-in-Orthodontics-The-Damon-Bracket-System.
77. Sistema Damon D. Damon: O livro de exercícios. 2004.
78. Lacarbonara M, Accivile E, Abed MR, Teresa DM, Mónaco A, Marzo G, Capogreco M. Prescrição de torque variável: estado da arte. Open Dent J. 2015;9:60-4.
79. www.ormco.com/en-us/damon-q.
80. www.ormco.com/en-us/damon-clear2-brackets.
81. www.ormco.com/en-us/damon-q2.
82. www.ormco.com/en-us/damon-ultima.
83. Bagramian RA, McNamara JA Jr. Um estudo prospetivo de lesões percutâneas em

ortodontistas. Am J Orthod Dentofacial Orthop. 1998;114(6):654-8.
84. Williams BJ. Objetivos do tratamento ortodôntico modificado em um paciente com múltiplos fatores complicadores. Spec Care Dentist. 1992;12(6):251-4.
85. White C. Remuneração do pessoal com ganhos mútuos. J Clin Orthod. 1995;29(9):577-8.
86. Vaughan JL, Duncanson MG Jr, Nanda RS, Currier GF. Forças cinéticas relativas de atrito entre braquetes de aço inoxidável sinterizado e fios ortodônticos. Am J Orthod Dentofacial Orthop. 1995;107(1):20-7.

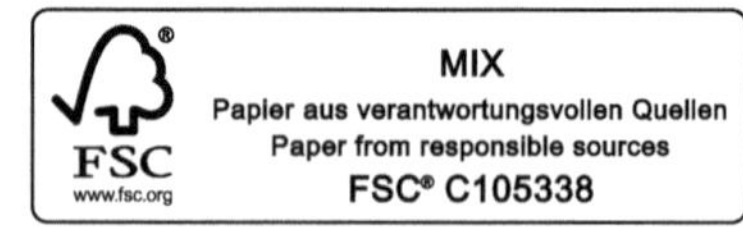

Printed by Books on Demand GmbH, Norderstedt / Germany